TRAITÉ

DES

MALADIES DE LA PROSTATE

ET DES

VÉSICULES SÉMINALES

PAR

LE Dʳ HENRI PICARD

PARIS

GEORGES CARRÉ, ÉDITEUR

3, RUE RACINE, 3

1896

TRAITÉ

DES

MALADIES DE LA PROSTATE

ET DES

VÉSICULES SÉMINALES

OUVRAGES DU MÊME AUTEUR

Traité des maladies de la vessie.

Traité des maladies de l'urèthre.

De l'infiltration urineuse et de son traitement.

De l'incontinence nocturne d'urine essentielle et de son traitement.

La vallée de Davos.

Des sondes et de leurs usages.

Des bougies et de leurs usages.

TRAITÉ

DES

MALADIES DE LA PROSTATE

ET DES

VÉSICULES SÉMINALES

PAR

LE DR HENRI PICARD

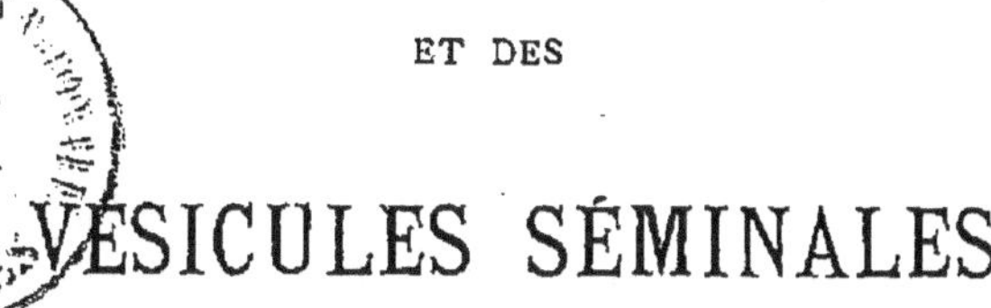

PARIS

GEORGES CARRÉ, ÉDITEUR

3, RUE RACINE, 3

—

1896

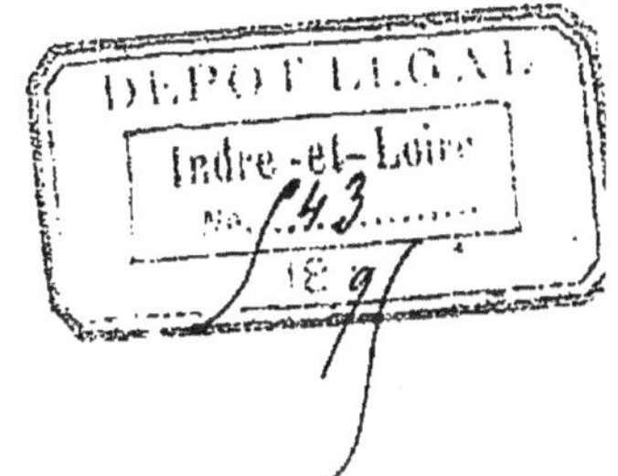

MALADIES DE LA PROSTATE

ANATOMIE

La prostate (πρo, en avant, et στκω, se tenir) est une glande, ainsi nommée à cause de ses rapports avec le col de la vessie.

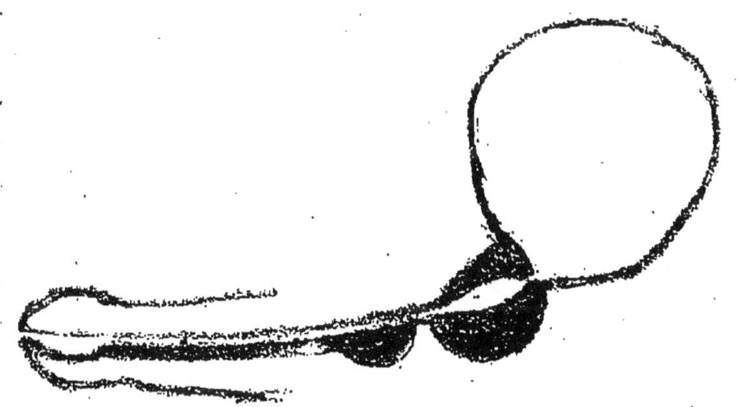

FIG. 1. — Schéma d'une coupe antéro-postérieure de la vessie, de la prostate, du bulbe et du corps spongieux et de l'urèthre.

Placée en avant de l'orifice uréthro-vésical qu'elle entoure complètement, elle constitue un organe impair, mais symétrique, formé de deux moitiés égales et semblables, situé sur la ligne médiane du périnée.

Comparée à une châtaigne, à un cœur de carte à jouer, elle présente, le sujet étant couché, une face antéro-supérieure, une face postéro-inférieure, une base, un sommet, deux bords latéraux.

La face *antéro-supérieure*, qui regarde le pubis, en est éloignée de 12 à 15 millimètres. Elle est recouverte par l'aponévrose pelvienne, dont la sépare un abondant lacis veineux.

La face *postéro-inférieure*, intimement adhérente en haut au rectum, par l'aponévrose prostato-péritonéale, s'en écarte inférieurement en formant un angle nommé uréthro-prostato-rectal.

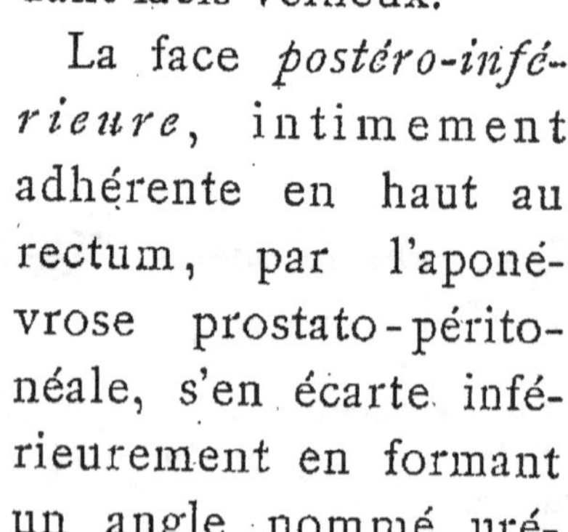

Fig. 2. — Schéma de ces mêmes organes vus de face avec le trigone vésical et l'abouchement des conduits éjaculateurs dans la prostate.

Cette face est ordinairement creusée d'un sillon

médian longitudinal, qui la divise en deux moitiés symétriques égales et semblables.

La *base* de la prostate, oblique en bas et en arrière, est perforée de haut en bas et d'arrière en avant par les canaux éjaculateurs qui, après un parcours d'un centimètre dans une sorte de canal intérieur, viennent déboucher dans l'urèthre, de chaque côté du verumontanum.

La partie médiane de cette base est déprimée en arrière, du côté du rectum, depuis la vessie jusqu'à l'utricule prostatique, dans le point d'enfoncement des canaux éjaculateurs. Cette dépression se continue avec le sillon médian de la face postéro-inférieure. En avant, du côté de l'urèthre, elle forme deux sillons, obliques en bas et en dedans, qui divisent la base de la prostate en trois lobes : un médian correspondant au trigone, c'est le lobe de Home, et deux latéraux.

Le *verumontanum*, ou crête *uréthrale*, est une saillie située sur la ligne médiane

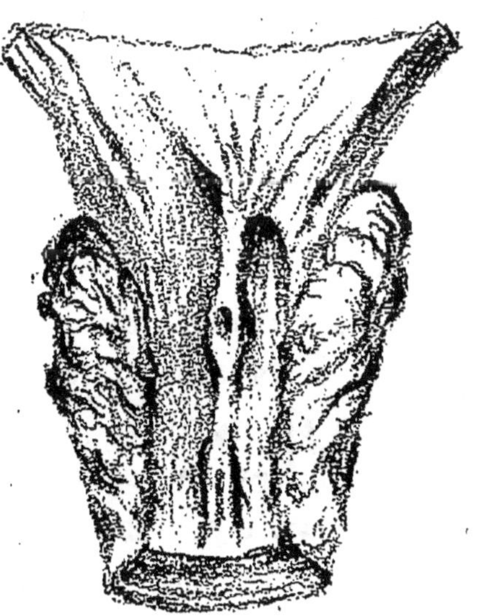

FIG. 3. — Verumontanum et utricule prostatique.

de la paroi inférieure de la prostate dans l'urèthre.

Son sommet s'abaisse insensiblement en avant et se perd dans la portion membraneuse où il se bifurque quelquefois. En arrière, son extrémité postérieure envoie, de chaque côté, des plis radiés, parfois à peine visibles, nommés *freins du verumontanum*, qui se perdent dans la vessie. De chaque côté du verumontanum, s'ouvrent les orifices des glandules de la prostate.

Le sommet du verumontanum est creusé d'un orifice large de 1/6 à 1/4 de millimètre, donnant accès dans une cavité d'un centimètre de profondeur : *l'utricule prostatique*.

Le *sommet*, dit aussi pointe de la prostate, embrasse en partie la région membraneuse de l'urèthre et s'avance jusqu'à 10 à 12 millimètres du bulbe dont le sépare l'aponévrose moyenne.

Les *bords latéraux*, épais comme des faces, sont en rapport avec le releveur de l'anus dont les sépare un très riche plexus veineux, intimement adhérent aux ligaments pubio-prostatiques qui forment l'aponévrose latérale de la prostate.

L'urèthre traverse cette dernière de haut en bas et d'arrière en avant. La portion de glande située en arrière de l'urèthre, trois à quatre fois plus épaisse que celle placée en avant, est seule importante pour le praticien. Si la première vient à manquer, ce qui n'est pas tout à fait rare, la glande ne forme plus un anneau, mais une simple gouttière à l'urèthre. Exceptionnellement, on a vu, au contraire, la portion antérieure plus épaisse que la postérieure. Pour

Reliquet et Guépin, la partie antérieure n'est formée que de glandes à mucus, idée que les recherches de Launois ne permettent pas d'accepter.

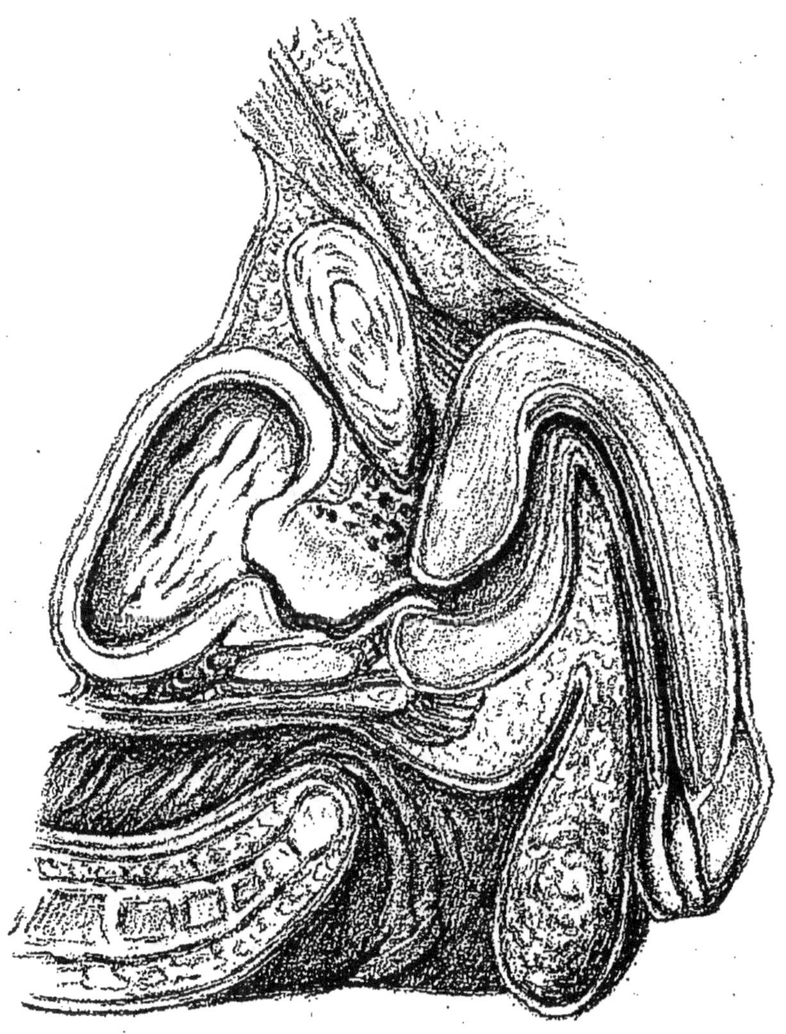

FIG. 4. — Coupe antéro-postérieure des organes génito-urinaires, du testicule et du rectum.

De la description précédente résulte ce fait, im-

portant pour la pratique, que la prostate est entourée, sur toutes ses faces, de lames fibreuses et
osseuses lui constituant une *enveloppe* qui contient
l'urèthre, et appelée loge *uréthro*-prostatique.

Les lames fibreuses sont, comme nous l'avons
vu : 1° *en arrière*, l'aponévrose prostato-péritonéale
qui sépare le rectum de la prostate et s'étend de
l'aponévrose pelvienne supérieure, en haut, à l'aponévrose moyenne, en bas ;

2° *Sur les côtés*, les aponévroses latérales de la
prostate, ou pubio-rectales, qui s'étendent, leur
nom l'indique, du pubis au rectum et, de haut en
bas, comme les précédentes, entre les aponévroses
pelvienne et moyenne ;

3° *En bas*, l'aponévrose moyenne ou ligament
de Carcassonne. Traversée par l'urèthre, cette aponévrose s'attache, en avant, à l'angle pubien et aux
lèvres internes des branches des pubis, tandis
qu'en arrière la partie moyenne de son feuillet
supérieur s'applique sur le rectum où il rejoint
l'aponévrose prostato-péritonéale ;

4° *En avant* sont les pubis tapissés par des fibres
aponévrotiques et séparés, en outre, de la prostate
par du tissu cellulaire communiquant, au travers
des ligaments antérieurs de la vessie, avec celui
qui double le péritoine ;

5° *En haut*, l'aponévrose pelvienne supérieure
sépare la prostate du péritoine.

La loge uréthro-prostatique offre en avant, en
bas, et surtout en dehors, des points faibles par

lesquels, dans les suppurations prostatiques importantes, le pus fuse au dehors.

Les *veines* intra-prostatiques et surtout les *plexus* veineux périprostatiques sont, au point de vue pathologique et chirurgical, plus importants encore que les lames fibreuses de la loge prostatique.

Ceux-ci au nombre de trois, un antérieur et deux latéraux, sont appliqués directement sur la glande qu'ils séparent de ses enveloppes. Les deux latéraux partent, de chaque côté, de la partie antérieure du rectum, se portent en avant et se jettent dans chacune des extrémités du troisième qui occupe toute la largeur de la face prostatique antérieure. Ce plexus reçoit, en arrière, les veines intra-prostatiques qui forment un réseau très riche sous la muqueuse uréthrale et la plupart de celles du col de la vessie ; en avant, celles de la face dorsale de la verge. D'autre part, la communication directe, en arrière, des veines hémorrhoïdales avec les plexus précédents explique les relations existant entre les hémorrhoïdes et les congestions cysto-prostatiques.

Toutes ces veines offrent la particularité d'adhérer soit aux fibres aponévrotiques, soit au muscle de Wilson, qui maintiennent leurs parois écartées et béantes.

A ces dispositions spéciales s'ajoutent celles des artères, dont le calibre étroit et le petit nombre sont en raison inverse de ceux des veines. Ces artères, dont la principale a reçu le nom de vésico-prostatique, viennent de la vésicule inférieure, quelquefois de l'hémorrhoïdale moyenne ou de la vésicale postérieure.

Les *vaisseaux lymphatiques* de la prostate sont extrêmement nombreux. Nés des parois des granulations de la glande, ils en recouvrent la face postérieure, du cul-de-sac péritonéal recto-vésical au ligament de Carcassonne, et la base, au niveau de laquelle ils communiquent avec ceux des vésicules séminales. Ce réseau lymphatique engendre quatre troncs principaux : deux latéraux, se terminant à deux ganglions situés sur les parties inférieures et latérales de l'excavation pelvienne; deux supérieurs, plus grêles, qui s'accolent à la vessie pour venir se terminer dans un ganglion situé derrière la branche horizontale du pubis.

Les *nerfs* de la prostate comme ceux de l'utérus sont nombreux et viennent du plexus hypogastrique. Renforcés par des filets des ganglions sacrés et des rameaux honteux du plexus sacré, ils accompagnent les artères en semant, dans le lacis veineux, un assez grand nombre de ganglions reliés entre eux par des fibres de Remak.

On trouve aussi un grand nombre de filets nerveux, disséminés dans la prostate, entre le sphincter uréthral et les fibres musculaires circulaires striées des couches corticales. Ces filets nerveux qui vont jusqu'à l'urèthre circonscrivent, entre leurs faisceaux, de nombreuses cellules ganglionnaires. Ces mêmes cellules, accompagnées de corpuscules de

Pacini, parsemées dans la couche corticale de la prostate, en font un organe d'une sensibilité exquise.

Les rapports directs du plexus hypogastrique du grand sympathique avec les nerfs honteux qui viennent de la moelle et sont des rameaux du plexus sacré en communication intime avec les nerfs lombaires, font comprendre comment l'excitation continuelle des extrémités nerveuses de la prostate par les maladies, l'inflammation chronique surtout, peut provoquer les névroses les plus diverses.

Les *dimensions* de la prostate avaient autrefois une importance considérable, puisque, sans la connaissance exacte de ses diamètres, il était impossible de pratiquer aucune des tailles uréthro-périnéales, ayant pour but l'extraction des corps étrangers de la vessie, à travers une incision intra-prostatique. Malheureusement, l'accord est loin d'exister sur les dimensions de ses diamètres et rayons. Aussi nous en tiendrons-nous aux chiffres de Sappey :

Diamètre de la face pubienne, 24 millimètres ;
Diamètre de la face rectale, 30 millimètres ;
Base : Diamètre transversal, 42 millimètres ;
Diamètre antéro-postérieur, 27 millimètres.

D'autre part, en mesurant la prostate, dans l'intérieur de l'urèthre, de son centre à la périphérie le même anatomiste a trouvé :

Rayon inférieur, 17 millimètres ;
Rayon transverse, 15 millimètres ;

Rayon oblique en bas en dehors, 22 millimètres.

Mais ces mensurations, en les supposant vraies, ne représentent pas exactement l'ouverture donnée par les tailles périnéales, car il faut leur ajouter 16 millimètres, diamètre que peut atteindre le col vésical par la dilatation.

Aussi, dans la taille bilatérale, qui coupe la prostate suivant ses deux rayons obliques en bas et en dehors, on obtiendra une section de 22 millimètres pour chacun d'eux, 44 pour les deux, plus 16 pour le col, soit une ouverture totale de 60 millimètres de diamètre.

Théoriquement même, les lèvres des incisions obliques inférieures seraient susceptibles de s'écarter au point d'effacer leurs angles en formant deux demi-cercles de 44 millimètres chacun, soit 88 pour les deux qui, ajoutés aux 48 donnés par la circonférence du col (16×3), donneraient une circonférence totale de 136 millimètres.

Mais, en réalité, les chiffres précédents sont inutiles au praticien, car, quoi qu'il fasse, la pointe de la prostate étant plus étroite que sa base, l'incision, dont l'étendue sera forcément la même en haut qu'en bas, la dépassera fatalement. Dès lors, les plexus veineux et les enveloppes fibreuses elles-mêmes seront divisées, exposant l'opéré à toutes les conséquences qu'on avait en vue d'éviter. Heureusement, cette inéluctable extension de l'incision est encore préférable à la contusion et à la déchirure de ses lèvres.

Les mensurations de la prostate perdent leur importance chez les enfants et les adolescents, puisqu'elle est rudimentaire dans le jeune âge et que la facile distension des tissus rend la taille périnéale facile et peu dangereuse dans le premier tiers de la vie.

La prostate *paraît* dès la deuxième semaine de l'embryon. A trois mois, se montrent des tubes épithéliaux symétriquement placés et terminés en cul-de-sac. Sur un fœtus de 10 centimètres, la prostate a 2 millimètres. Sur un fœtus de sept mois, elle a le volume d'un gros pois. A la naissance, elle pèse 841 milligrammes; à vingt ans, 20 grammes; à vingt-cinq ans, elle atteint son développement normal.

L'utricule prostatique est l'analogue de l'utérus ou plutôt du vagin. Aussi, chez certains hommes, dont l'abdomen renfermait probablement des ovaires, l'a-t-on vu fournir un flux caténial régulier.

STRUCTURE DE LA PROSTATE. — La prostate se compose d'une enveloppe et de son contenu, ou tissu glandulaire proprement dit.

L'enveloppe, épaisse d'un demi-millimètre et formée par l'entrecroisement, en tous sens, de fibres conjonctives, musculaires, lisses et striées, de couleur gris jaunâtre, est extrêmement adhérente au *contenu* avec lequel ses fibres se continuent.

Celui-ci est constitué par des glandes, du tissu

conjonctif et des fibres musculaires lisses et striées.

Les glandes sont en grappes, mais dont les culs-de-sac, au lieu de s'agglomérer, comme d'ordinaire, à l'extrémité du conduit excréteur, s'y jettent sur toute sa hauteur, sans former d'acines, par consé quent. Ces culs-de-sac sont tapissés par de l'épithélium prismatique devenant pavimenteux, stratifié, quand le cul-de-sac est distendu par des concrétions, et les conduits excréteurs, de dimensions considérables, par de l'épithélium cylindrique.

Le tissu conjonctif forme des travées d'autant plus épaisses que le sujet est plus vieux, et séparé en faisceaux les fibres musculaires lisses. Ce tissu s'agglomère au-dessous de l'urèthre et des canaux éjaculateurs en une sorte de gouttière d'où se détachent des fibres séparant les glandes en lobules et se confondant, à la périphérie, avec la membrane fibreuse enveloppante.

Les fibres musculaires lisses s'entremêlent avec les précédentes et forment à la périphérie de la glande, conjointement avec quelques fibres musculaires striées, une zone la séparant nettement des tissus voisins.

PHYSIOLOGIE

Comme toutes les glandes, la prostate secrète une humeur particulière, le *liquide prostatique*. Elle exerce, en outre, un rôle dans l'*éjaculation* et la miction,

Le liquide prostatique, d'un blanc opalin plus ou moins jaunâtre, selon les sujets, possède la consistance du lait crémeux, assez coulant, non visqueux, et donne une réaction légèrement alcaline. C'est lui qui restitue au sperme sa couleur blanche que son mélange avec le liquide grisâtre contenu dans les vésicules séminales lui avait fait perdre. Aussi, sa sécrétion étant lente, le sperme devient-il grisâtre et moins laiteux après un coït répété. Le liquide prostatique posséderait aussi la propriété de vivifier les spermatozoaires à leur sortie des vésicules séminales.

Le liquide prostatique est constitué par un fluide incolore, tenant en suspension des gouttelettes graisseuses, de très fines granulations, quelques cellules épithéliales prismatiques et gouttes hyalines d'une substance visqueuse, mais pas de leucocytes.

Le liquide prostatique n'est certainement pas indispensable à l'éjaculation. De Quatrefages a vu, en effet, éjaculer normalement un individu dont la prostate était privée d'orifices glandulaires.

L'orgasme vénérien, en gonflant la prostate, lui fait jouer néanmoins un autre rôle important pendant l'éjaculation. Il consiste, en oblitérant l'orifice uréthro-vésical, à empêcher le sperme d'être projeté dans la vessie. Voici comment : Le sperme, poussé par les contractions réflexes des testicules, des vésicules séminales, des conduits éjaculateurs, arrive dans l'urèthre fermé en arrière par le gonflement du verumontanum, en avant par le muscle de Wilson contracté, et s'accumule, sous une tension d'autant plus forte que la contraction est plus énergique, dans la sorte de loge formée entre ces deux obstacles. Mais, si le gonflement du verumontanum persiste, il n'en est pas de même de la contraction du muscle de Wilson qui se relâche, en livrant passage au sperme, dardé avec une force proportionnelle à celle de la compression subie et à la contraction des muscles du périnée. Le relâchement du muscle de Wilson étant presque aussitôt suivi d'une nouvelle contraction, le sperme recommence à s'accumuler, à être comprimé et dardé encore dans une de ces saccades qui constituent l'éjaculation.

Enfin, la turgescence de la prostate aurait encore pour effet de maintenir béants les orifices des conduits éjaculateurs et de favoriser ainsi l'éjaculation du sperme.

Pour la *rétention* de l'urine dans la vessie, la prédominance du rôle de la prostate est incontestable. Grâce, en effet, à l'accolement de ses deux lobes, l'orifice uréthro-vésical est bien plus hermétiquement fermé chez l'homme que chez la femme. Aussi, le premier peut-il impunément rire et se livrer à de puissants efforts, alors que ces mêmes actes font suinter l'urine hors de son réservoir, chez la seconde.

Quant à la miction, la prostate y jouerait un rôle important, puisque sa muqueuse, au dire de Kuss

et Mathias Duval, serait le point de départ du
réflexe qui nous donne la sensation du besoin d'y
satisfaire. Pour cela, la vessie pleine se contracte-
rait et projetterait dans la région prostatique une
goutte d'urine dont la présence provoquerait la
sensation dudit besoin. Mais à cette manière de
voir on peut objecter que la sensation du besoin
d'uriner est évidemment identique, chez la femme,
qui n'a pas de prostate, à celle de l homme. Aussi,
semble-t-il plus simple d'admettre que la réplétion
seule de la vessie, en distendant l'orifice uréthro-
vésical, suffit à faire naître l'envie d'uriner.

CONSIDÉRATIONS PATHOLOGIQUES GÉNÉRALES

L'importance du rôle de la prostate dans la pathologie est d'autant plus grande que, placée au confluent des deux appareils, urinaire et génital, ses
maladies exercent fatalement sur l'un et l'autre une
influence directe et trop souvent considérable.

En dehors de ses vices de conformation, presque
toujours compliqués par d'autres et au-dessus des
ressources de l'art, les traumatismes de la prostate
accidentels, comme à la suite d'une chute, d'un
coup, d'une blessure par arme à feu ou blanche, ou
intentionnels, comme dans la taille, donnent lieu
à cette remarque intéressante que, circonscrits aux
limites de la glande, leur guérison, facile en géné-

ral, étonne autant que leur gravité quand elles sont dépassées.

Il suffit, en effet, qu'une phlegmasie simple, superficielle ou profonde, s'en empare pour qu'on voie la rétention d'urine survenir, des abcès intra et périprostatiques détruire le parenchyme même de la glande ou exposer le malade à tous les dangers de vastes décollements et de l'infection.

Enfin, trop souvent devenue chronique, l'inflammation rend les testicules douloureux, gonfle et indure les épididymes, gagne les vésicules séminales, menaçant sans cesse et longtemps le malade d'un réveil de l'état aigu et de ses complications.

Si, au lieu du streptocoque, du staphylocoque ou du bacille *coli commune*, nous avons affaire à celui de Koch, nous voyons la glande, peu à peu détruite par la tuberculose, ne laisser à sa place que des anfractuosités, des cavernes, des fistules presque impossibles à combler et à oblitérer.

Si c'est un cancer qui envahit la prostate, nous constatons l'infection à marche rapide des ganglions du pelvis, sans compter la rétention et l'incontinence d'urine, les cystites, les hémorrhagies et surtout les douleurs sciatiques provoquées par la compression.

Comme beaucoup d'autres organes, la prostate nous offre à étudier, très rarement il est vrai, des calculs et des kystes.

Mais, de toutes ces maladies, la plus importante, car elle est la plus commune, est son augmentation de volume chez les vieillards. Se manifestant d'abord par des envies fréquentes d'uriner la nuit, elle se complique bientôt de difficultés de la miction, puis de stagnation, de rétention incomplète ou complète, et, enfin, d'incontinence d'urine. Non seulement les besoins sont fréquents, mais la quantité d'urine est augmentée. Celle-ci peut alors rester limpide si elle n'a pas été infectée, ou devenir trouble quand elle a été ensemencée. Les reins sont toujours atteints par la rétention, simplement comprimés, dilatés, sclérosés, quand la polyurie est limpide ; ils sont infectés, quand elle est trouble. Mais alors, le mal ne reste pas limité aux voies urinaires. Je ne parle pas des testicules qui se gonflent souvent, ni de l'urèthre irrité par une urine infectée et septique, mais du cœur qui, obligé à plus d'efforts, s'hypertrophie, et des organes digestifs dont les fonctions sont profondément troublées.

VICES DE CONFORMATION

Ils n'ont pas d'importance pratique, car, isolés ou accompagnés d'autres malformations des organes génito-urinaires, ils laissent les fonctions intactes ou, dans le cas contraire, ils sont au-dessus des ressources chirurgicales.

Ces vices de conformation sont :

L'absence de prostate ;

Ses rapports anormaux avec l'urèthre ou les conduits éjaculateurs ;

Le défaut de réunion de ses lobes.

1° La prostate n'existe pas :

a) Dans le cas d'absence complète des organes génitaux ;

b) Dans beaucoup de cas d'extrophie vésicale ;

c) Dans quelques cas, tout à fait exceptionnels, les organes génitaux sont bien conformés ; seule la prostate manque.

2° Les rapports anormaux de la prostate avec l'urèthre sont des plus bizarres. Ainsi, dans un cas d'extrophie de la vessie, le verumontanum faisait saillie dans la fosse naviculaire.

Dans un autre cas d'extrophie, la glande était logée dans l'intervalle du pubis.

Les rapports de la prostate viciée avec les conduits éjaculateurs ne sont pas moins extraordinaires. Dans un cas, ces conduits traversent la glande comme à l'état normal, mais se réunissent pour n'en former qu'un seul.

Dans d'autres cas, ils cheminent en dehors de la prostate, pour se perdre dans les tissus ou les organes de l'abdomen.

3° Le défaut de réunion des deux lobes prostatiques n'est que la persistance de l'état fœtal. Sa principale conséquence est de priver le fond de l'urèthre du plancher résistant que lui forme la prostate chez l'adulte et de diminuer la résistance du col de la vessie.

BLESSURES DE LA PROSTATE

Les blessures de la prostate, comme celles de tous les autres organes, comprennent les contusions, les plaies, parmi lesquelles il faut compter les fausses routes.

CONTUSIONS

Elles sont la conséquence d'un choc de dehors en dedans ou de dedans en dehors.

Les premières sont très rares, à cause de l'élévation de la prostate au-dessus du périnée et de ses rapports avec les aponévroses, qui l'enferment dans une loge à la fois résistante et mobile et avec la ceinture osseuse pubio-ischio-coccygienne, d'autant plus solide qu'elle est tapissée d'épaisses parties molles.

On cite bien, il est vrai, quelques faits d'inflammation prostatique consécutifs à des courses équestres prolongées, mais on est en droit de soupçonner quelque uréthrite latente, réfugiée dans les granulations de la glande, d'avoir favorise la phlegmasie. Toutefois, la contusion de la prostate par un projectile d'arme à feu ou un traumatisme grave du bassin est indéniable.

La contusion prostatique, de cause externe, produit de la douleur, des difficultés de la miction. Le toucher rectal perçoit un gonflement de la glande et exaspère la douleur.

Le *traitement*, dans les cas simples, consiste à tenir le malade au lit et le ventre libre. Les complications exigent une application, entre le rectum et les bourses, de sangsues dont le nombre varie avec la force du blessé ; l'introduction répétée de petits fragments de glace dans le rectum ; des grands bains tièdes prolongés, s'il n'y a pas pissement de sang, des tisanes émollientes et du lait.

Si la suppuration a lieu, il faut lui donner issue, le plus tôt possible, par le périnée.

Les contusions de dedans en dehors sont fréquentes, car elles résultent, le plus souvent, d'un cathétérisme maladroit. La prostate est alors, presque toujours, plus ou moins déchirée, et la contusion se complique de plaie et de *fausse route*.

La rétention d'urine, quand elle complique la contusion prostatique, doit être combattue avec la sonde en caoutchouc vulcanisé ou, à son défaut, avec la sonde béquille en gomme élastique. Si la sonde à demeure devenait nécessaire, à cause de la difficulté du cathétérisme, il faudrait avoir recours aux sondes de de Pezzer ou de Malécot, qui restent en place automatiquement ou, si leur mollesse en empêchait l'usage, fixer celle en gomme élastique.

PLAIES

Comme celles de tous les autres organes, elles sont produites par des instruments *piquants*, *tranchants*, *contondants*.

Ces instruments pénètrent de l'extérieur à l'intérieur par le périnée ou l'hypogastre, accidentellement ou intentionnellement. Accidentelles, les plaies résultent ordinairement d'une chute sur un corps pointu, traversant périnée et prostate. Celle-ci a aussi été atteinte par le rectum avec la pointe d'un trocart ou une canule à lavement mal dirigées; par un fragment de chope brisée dans ce conduit; des épingles, des graviers, des noyaux ayant ulcéré la paroi prostato-rectale.

Plus souvent, autrefois du moins, les tailles périnéales étant encore en honneur, on sectionnait la prostate avec intention.. Cependant, on a vu une balle pénétrer, par accident, dans la prostate après avoir traversé le rectum.

Quant aux plaies faites de dedans en dehors, elles sont la conséquence ordinaire, nous l'avons dit dans l'article précédent, du cathétérisme, quelquefois de pratiques onaniques. L'instrument éraille, déchire la prostate, y pénètre ou la traverse, en creusant une *fausse route*.

Les *symptômes* des plaies prostatiques sont : la

douleur, l'hémorrhagie, l'écoulement involontaire de l'urine.

La *douleur*, dont l'intensité varie avec l'instrument qui la produit, siège au col de la vessie et s'irradie au périnée, aux bourses, à l'hypogastre.

L'*hémorrhagie*, insignifiante quand elle est produite par un corps mince comme un clou ou une fine bougie, peut devenir abondante et même inquiétante s'il y a déchirure par un échalas ou coupure par instrument tranchant.

Mais, dans la pratique, il faut surtout distinguer les plaies par le périnée de celles par le rectum ou l'hypogastre.

Quand l'instrument a pénétré par le périnée, l'hémorrhagie n'est le plus souvent pas grave, si les limites de la glande sont respectées et les tissus nettement divisés, les lèvres de la plaie se réappliquant immédiatement l'une sur l'autre.

Les plaies par le rectum exposent à des hémorrhagies plus graves, parce qu'elles ouvrent, presque fatalement, des veines et des artères.

L'abondance de l'hémorrhagie des plaies par l'hypogastre se complique de la rétention du sang et, par suite, de l'urine dans la vessie.

L'*urine*, dans les plaies périnéales ou rectales, ayant divisé la prostate de part en part, s'écoule continuellement, pourvu que l'ouverture soit large. C'est le fait, non d'une piqûre, mais d'un instrument contondant ou tranchant. Et encore, dans ce dernier cas, si la section bien nette n'a pas dépassé les limites de la glande, l'accolement des lèvres de la plaie arrête bientôt sang et urine.

Dans les blessures par l'hypogastre, l'écoulement de l'urine est la conséquence de l'ouverture de la paroi abdominale et de la vessie. Nul ou insignifiant dans la piqûre, il est continu dans la section.

Les blessures prostato-rectales se compliquent de la pénétration des matières fécales et des gaz dans la plaie, si la division est partielle; du passage de l'urine dans le rectum et des fèces dans la vessie, quand elle est complète.

La présence du sperme et du liquide prostatique a été donnée à tort comme signe de blessure de la glande. Le sperme ne pourrait être mêlé au sang et à l'urine qu'en cas d'ouverture des vésicules séminales. Quant au liquide prostatique, sa sécrétion en dehors du coït est si peu abondante que la constatation de sa présence serait difficile.

Le danger des blessures de la prostate peut provenir assurément de l'hémorrhagie très abondante en certains cas, et dangereuse surtout quand elle remplit la vessie de caillots qui s'y durcissent.

Elle est peu à craindre cependant, comparée à l'infiltration d'urine, d'autant plus redoutable que ce liquide est presque toujours infecté, ainsi que la plaie d'ailleurs, par un corps vulnérant malpropre. Le danger de cette infiltration est en raison directe de l'étendue et de l'irrégularité de la plaie qui exposent à des cellulites pelviennes diffuses fort graves.

Les blessures de la prostate sont dangereuses aussi pour les conduits éjaculateurs qu'elles déchirent ou sectionnent. Leur cicatrisation engendre, en effet, leur oblitération, suivie fatalement de stérilité et parfois d'impuissance, car elle entraîne fréquemment l'atrophie du testicule.

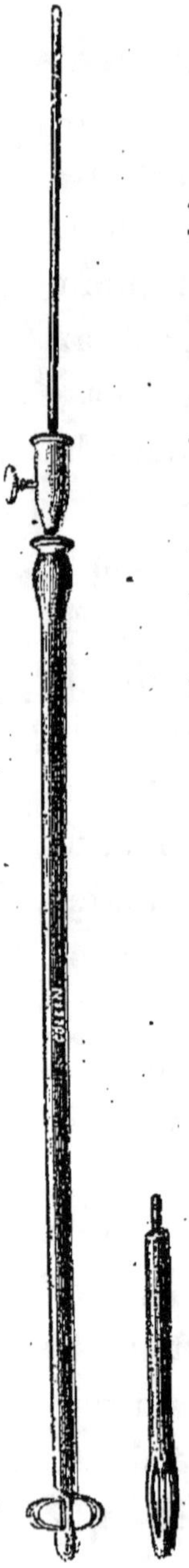

Le *traitement* des blessures de la prostate est commandé par la nature des instruments qui les ont produites, des symptômes et des lésions auxquelles elles donnent lieu.

Dans tous les cas, il faudra commencer par désinfecter la plaie. De simples lotions sur le périnée ou des irrigations rectales avec de l'eau boriquée suffiront, après savonnage, contre les piqûres. Des injections d'une solution de sublimé au 1/5000 et au 1/10000, de crainte de la douleur et d'empoisonnement, seront faites dans les plaies profondes avec une seringue ou un laveur, les anfractuosités ayant été, au préalable, prudemment régularisées, pour ne pas augmenter l'hémorrhagie.

Celle-ci sera combattue par des

FIG. 5. — Sonde de Malécot, les ailettes déployées et tendues sur mandrin.

compresses d'eau glacée, d'eau de Pagliari, des fragments de glace introduits dans le rectum, le tamponnement avec de la gaze imprégnée de quelques grammes d'antipyrine. Au besoin, on bourrerait la plaie avec de la gaze iodoformée en se servant même de la canule à chemise. Enfin, comme dernière ressource, on placerait une pince dans la plaie.

Contre l'écoulement de l'urine par la plaie, le seul remède étant la sonde à demeure, les instruments de de Pezzer et de Malécot, introduits sur mandrin, seront tout indiqués. Si la blessure coïncidait avec un rétrécissement, il ne faudrait pas hésiter à ouvrir un chemin à la sonde à demeure avec l'uréthrotome de Maisonneuve. La sonde à demeure, cela résulte de ce que nous avons dit précédemment, est inutile contre les plaies nettes et intra-prostatiques, dont la cicatrisation s'opère spontanément.

Au cas où l'urine sortirait par une plaie hypogastrique, il ne faudrait pas hésiter, en l'agrandissant au besoin, à la drainer avec les tubes syphon de Périer.

Dans tous les cas, piqûres, coupures, plaies contuses, les injections sous-cutanées de morphine seront un efficace calmant des contractions musculaires, et les laxatifs légers un très utile moyen de s'opposer à l'engorgement des veines.

FAUSSES ROUTES

Les plaies de la prostate de dedans en dehors constituent les *fausses routes* ou perforation par un instrument introduit dans l'urèthre.

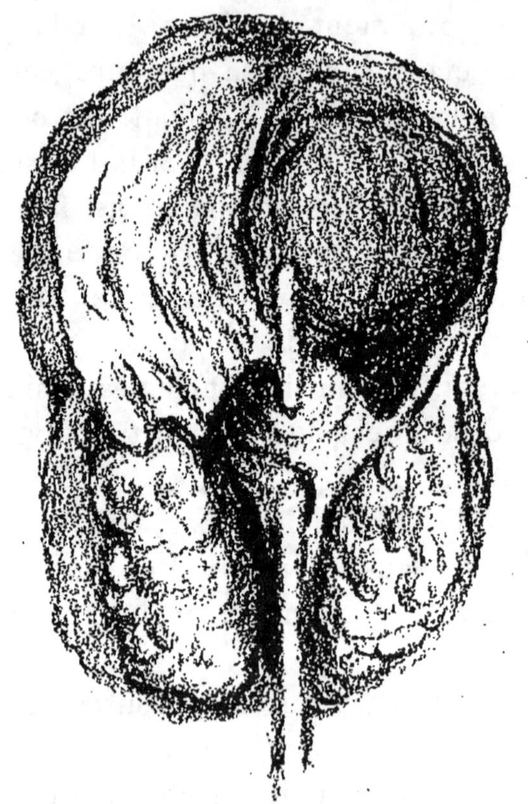

FIG. 6. — Fausse route dans le lobe médian de la prostate hypertrophiée.

La prostate saine en est rarement le siège ; mais, dans le dernier tiers de la vie, son hypertrophie la place dans des conditions si défavorables, qu'après le bulbe, c'est la portion de l'urèthre le plus souvent blessée par le cathétérisme. Et en effet, non seulement alors elle soulève le fond de l'urèthre en formant quelquefois une valvule, mais elle le dévie latéralement, en lui imprimant les sinuosités les plus variées.

Ajoutez à ces déformations les brides, les sinus, les culs-de-sac, les cavités, les loges, souvent très profondes, dont la surface prostatique est parsemée, la dilatation des orifices des conduits éjaculateurs, la friabilité de son parenchyme dans la vieillesse, la fonte des produits caséeux chez les tuberculeux, et vous comprendrez la fréquence des lésions qui nous occupent.

Les fausses routes de la prostate ont pour siège de prédilection le milieu de la paroi inférieure, sans être rares sur les lobes latéraux. On en a même vu quelques-unes sur la portion anté-uréthrale.

La profondeur et le diamètre des fausses routes dépendent de la force déployée par l'opérateur et de l'instrument employé. Mince, en gomme élastique et surtout en baleine, il ne fait qu'une piqûre à la muqueuse, ou traverse les valvules à la manière d'une épingle ; conique olivaire et volumineux, il déchire le parenchyme lui-même. Mais les instruments métalliques sont surtout redoutables : les sondes coniques, en argent, dont on se servait autrefois, en les introduisant sans conducteur, ont causé nombre de fausses routes.

Complètes ou incomplètes, les fausses routes ont une profondeur variable, de quelques millimètres à plusieurs centimètres, à trajet direct ou sinueux. Incomplètes, elles sont souvent nombreuses ; complètes, il y en a rarement plus de deux, qui s'abouchent quelquefois l'une dans l'autre.

Résultat ordinaire de la maladresse ou de l'inexpérience, les fausses routes n'ont pas toujours été évitées par les mains les plus habiles, la mollesse des vieilles prostates ayant mis leur tact en défaut.

Cependant, un arrêt à la pointe de la bougie, une sensation de frottement, de déchirure dans la traversée du fond de l'urèthre, l'absence de l'urine, malgré la pénétration de la sonde, sont autant de raisons de croire à la production d'une fausse route, surtout si une uréthrorrhagie apparaît où la vessie se remplit de sang.

Le parenchyme dense et serré de la prostate explique pourquoi les fausses routes ont été souvent si peu graves, que des chirurgiens éminents n'ont pas craint de la transpercer intentionnellement avec la sonde, pour remédier à une rétention. Cette pratique, personne ne la suivrait aujourd'hui, parce que, si inoffensive qu'on la suppose, elle n'a pas été sans provoquer parfois des infections et des hémorrhagies redoutables, peu à craindre avec la ponction capillaire ou même la taille hypogastrique, avec lesquelles on obvie bien plus sûrement aux rétentions des prostatiques impossibles à sonder.

On évitera les fausses routes de la prostate, en ne sondant les vieillards qu'avec des instruments mous et flexibles. La bougie à olive sera, pour eux, le seul instrument explorateur uréthral permis. Pour vider la vessie, l'instrument de choix sera la sonde en caoutchouc vulcanisé. Si sa faible résistance s'oppose à sa pénétration, on pourra la munir

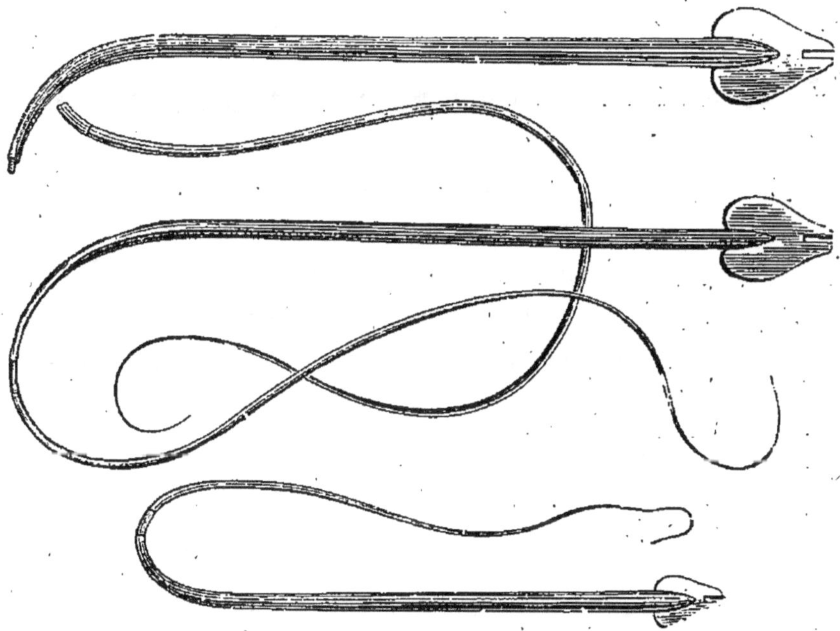

FIG. 7. — Cathétérisme à la suite.

d'un mandrin; mais mieux vaudra alors la remplacer par une sonde en gomme élastique coudée, bicoudée ou à grande courbure, parce que leur bec relevé, suivant forcément la paroi supérieure lisse du canal, ne bute pas sur l'inférieure. Tous ces instruments, à moins d'indications spéciales, ne devront pas être inférieurs au n° 16.

Contre les hémorrhagies par fausses routes prostatiques, il faut d'abord employer les réfrigérants : petits fragments de glace dans le rectum, sac rempli de glace sur le périnée et l'hypogastre ; enfin, compression avec une sonde volumineuse à demeure.

Fig. 8. — Cathétérisme sur conducteur.

Le sang ayant reflué dans la vessie doit être évacué par le cathétérisme ou la ponction aspiratrice de l'hypogastre. Coagulé, il serait aspiré avec une seringue à large embout adaptée au pavillon d'une grosse sonde. Dans ce cas, un cathéter métallique percé d'œils larges est préférable.

Fig. 9. — Sonde métallique servant de conducteur
à une sonde molle.

Quand la fausse route est ancienne et organisée, le chirurgien aura d'abord recours aux instruments ordinaires. En cas d'échec, il tentera le cathétérisme *à la suite* ou *sur conducteur*. Le premier consiste, une bougie filiforme introduite dans l'urèthre jusque dans la vessie, à visser dessus et à pousser à sa suite une sonde conique. Dans le second, une bougie filiforme munie d'une tige métallique ou d'un fort fil de Bretagne à son extrémité externe, étant portée jusque dans la vessie, on glisse dessus, comme sur un conducteur une sonde percée par les deux bouts.

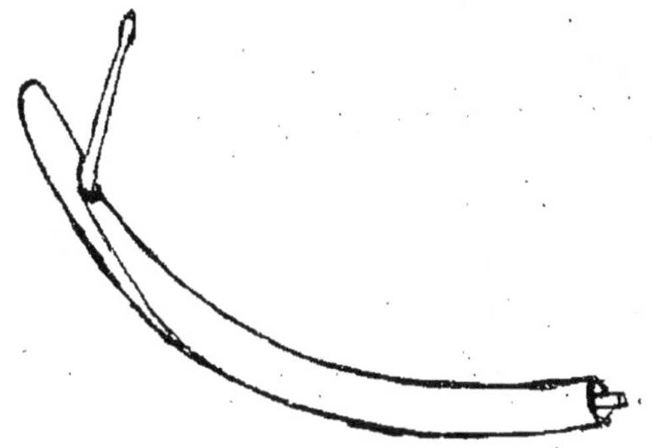

FIG. 10. — Sonde à plan incliné intérieur.

Quand, à chaque tentative de cathétérisme, le bec des sondes s'engage dans la fausse route, on parvient quelquefois à l'éviter en y engageant la pointe d'une sonde d'argent remplie intérieurement par un plan incliné, dont la partie la plus élevée aboutit à l'œil percé sur sa concavité. Toute sonde de calibre inférieur poussée dans cette dernière sortira forcément, comme le montre la figure, par son œil, avec bien des chances d'arriver dans la vessie.

Enfin, en cas de rétention d'urine compliquée de cathétérisme impossible, il ne reste qu'à ponctionner la vessie ou à faire la taille, suivant les cas.

PROSTATITE

INFLAMMATIONS ET ABCÈS DE LA PROSTATE

L'inflammation de la prostate est aiguë ou chronique. Dans les deux cas, elle peut être glanduleuse ou phlegmoneuse, avec ou sans suppuration, et, si le pus envahit les tissus périphériques, former une *périprostatite*.

Les *causes* de la prostatite sont directes ou indirectes. Ces dernières ne sont autres que les maladies infectieuses : variole, oreillons, infection purulente.

Les causes directes sont nombreuses et agissent par contact immédiat ou par continuité. Parmi les premières doivent être rangés tous les traumatismes de la glande : déchirure par la sonde, un lithotriteur, un stylet, cautérisation avec le porte-caustique et, en général, toute blessure par instrument porté sur la région prostatique dans un but opératoire. A plus forte raison en sera-t-il de même à la suite d'une blessure accidentelle par un agent quelconque, une arme de guerre ou une esquille s'implantant dans la prostate à la suite d'une fracture du bassin.

Les prostatites par continuité sont, en dépit du nombre des traumatismes, infiniment plus fréquentes que les précédentes, quoi qu'elles aient à peu près une seule et même origine : *la blennor-rhagie.*

Sous l'influence de cette dernière qui prépare le terrain, les microbes du pus cultivent dans l'urèthre, et pour peu qu'une cause occasionnelle, coït, masturbation, excès de boisson, marche forcée, refroidissement, simple station assise prolongée sur un corps froid dur ou trop mou, surtout à table ou en chemin de fer, longue course à cheval ou à bicyclette, choc, contusion de dehors en dedans, vienne les favoriser, la prostate pourra en être envahie. A plus forte raison, en sera-t-il ainsi, si une cause prédisposante existe : constipation, hémorrhoïdes, hypertrophie prostatique, calculs de l'urèthre et de la vessie, rétrécissement. On ne peut refuser une action analogue à certains médicaments : cantharides, iodure de potassium, nitrate de potasse, dont l'usage, comme celui de la bière et des condiments épicés, irrite considérablement l'urèthre. Enfin, il est une manœuvre méritant une mention spéciale, parcequ'elle a causé nombre de prostatites, dont quelques-unes mortelles, c'est celle qui consiste à lancer, à toute volée, une injection dans l'urèthre, le méat fermé : l'injection forcée, qui distend le sphincter, en même temps qu'elle entraîne le pus contagieux dans la région prostatique.

La blennorrhagie étant l'origine ordinaire de la prostatite, on comprend pourquoi elle est si fréquente chez les jeunes gens et les adultes. Rare, au contraire, chez les vieillards, elle est exceptionnelle chez l'enfant.

Comme tout engorgement, comme toute phlegmasie, le lymphatisme et la scrofule semblent favoriser sa naissance et prolonger sa durée. Il n'est pas non plus douteux pour moi que le rhumatisme, dont l'action sur le testicule sain est évidente, n'exerce sur la prostate une influence favorable à la genèse et à la persistance de l'inflammation.

Au point de vue *anatomo-pathologique*, le phlegmon simple doit être séparé de l'abcès. Dans le premier, il y a augmentation générale ou partielle du volume de la glande dont la surface, lobulée ou non, est tendue et dure à la pression qui en exprime un liquide rougeâtre, mélange de lymphe, de sérum, de sang et de liquide prostatique, mais pas de pus. La muqueuse de la prostate est rouge et enflammée et les veines périprostatiques sont gorgées de sang.

La forme de la prostatite suppurée varie avec son origine. Produite par infection générale, variole, oreillons, infection purulente, elle attaque d'emblée le parenchyme glandulaire. Les traumatismes qui lèsent la profondeur de la glande agissent de même ; mais, quand ils n'infectent que la muqueuse, la suppuration est surtout périprostatique.

Dans les prostatites consécutives à la blennorrhagie, le processus inflammatoire attaque d'abord l'épithélium des canalicules glandulaires. Celui-ci se déforme, se détache et se mélange au pus dont l'apparition a lieu simultanément et qui encombre les culs-de-sac en y formant autant de petits abcès.

Si l'inflammation persiste, le tissu périglandulaire suppure, à son tour, formant dans le parenchyme autant de foyers périglandulaires qu'il existe de culs-de-sac abcédés.

On conçoit que des communications ne tardent pas à s'établir entre ces collections multiples dont les travées, d'abord épaisses, s'amincissent ensuite pour disparaître finalement, en formant un foyer plus volumineux qui n'a quelquefois pour limites que la coque de la glande.

Ce foyer communique avec l'urèthre par un ou plusieurs orifices, comparables, dans ce dernier cas, à ceux d'une pomme

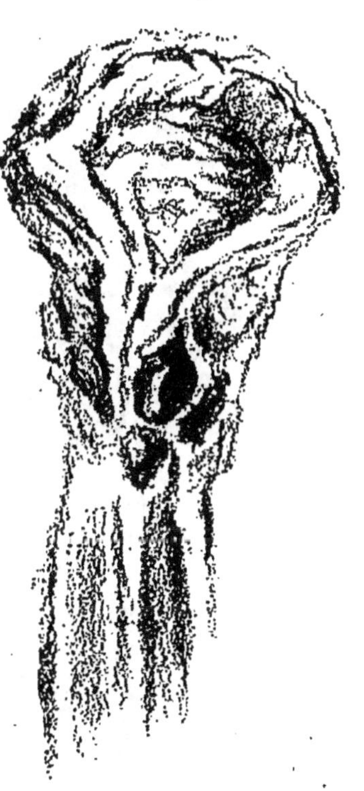

FIG. 11.

Abcès de la prostate.

d'arrosoir. Si, chose rare d'ailleurs, son orifice est large, l'abcès se transforme en clapier dans lequel l'urine se mêle au pus.

Dans quelques cas, on a vu l'urèthre intact traverser la prostate complètement abcédée.

Si l'ouverture des abcès de la prostate dans l'urèthre est la plus commune, elle n'est malheureusement pas la seule, car le pus, en se répandant au-delà de la loge prostatique, forme un abcès *péri-*

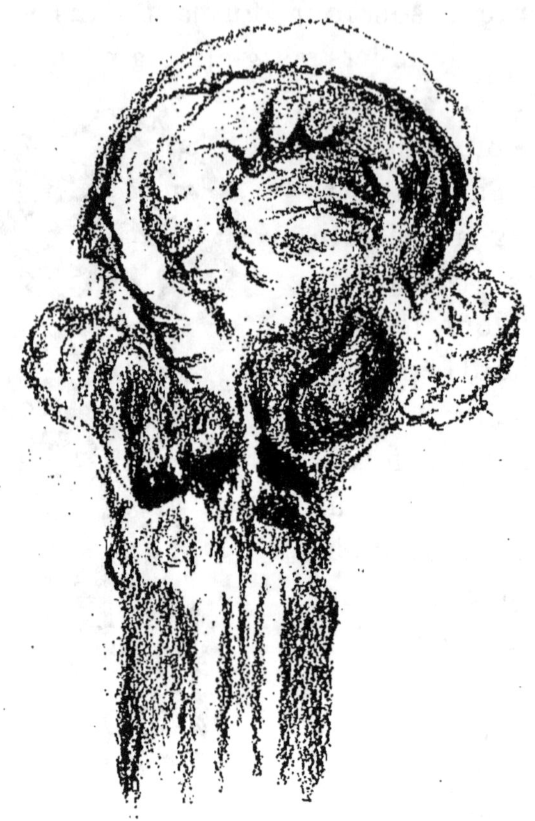

FIG. 12. — Abcès de la prostate.

prostatique. En effet, que le canal ait été ou non perforé, la suppuration qui occupe généralement la partie postérieure de la glande détruit quelquefois l'aponévrose prostato-péritonéale et se répand dans le tissu cellulaire prérectal, ou, si le rectum lui-même a été ulcéré, elle tombe dans son intérieur et est rejetée par l'anus.

Le pus peut traverser encore d'autres points de l'enveloppe fibreuse de la prostate et envahir les régions contiguës. Il en est ainsi pour le périnée, quand l'aponévrose moyenne a été détruite, et pour les fosses ischio-rectales, quand le pus a fusé sur les côtés.

Dans tous ces cas, la suppuration est diffuse, et la propagation s'opère par contiguïté et continuité, en suivant le tissu cellulaire. Mais tous les abcès péri-prostatiques n'ont pas le même processus. Les veines, en effet, peuvent véhiculer loin de la glande le pus qu'elles contiennent, et les exemples ne sont pas tout à fait rares d'abcès ainsi produits. Mais les vaisseaux lymphatiques sont bien plus souvent les conducteurs des matières septiques qui engendrent des phlegmons comparables à ceux des ligaments larges de la femme. Les lymphatiques de la prostate sont, en effet, fort nombreux, comme nous l'avons vu en décrivant l'anatomie.

Les *symptômes* diffèrent avec la forme de prostatite. Dans les prostatites d'emblée, c'est-à-dire consécutives à une infection directe, d'origine traumatique, le mal débute brusquement par de la fièvre qu'on reconnaît au frisson, à l'accélération du pouls, à l'augmentation de la température. Celle-ci continue, sans grande élévation, mais l'exaspération vespérale indique un état plus grave qu'une ascension très haute, très rapide, mais passagère, du thermomètre, indice ordinaire d'un accès fébrile urineux. Dans tous les cas, d'ailleurs, la fièvre se complique d'une céphalalgie fatigante et d'une soif ardente. Le doute sur l'origine de la fièvre, quand il existe, est bientôt dissipé par la douleur qu'accuse le malade dans la région prostatique. Celle-ci est gravative et accompagnée d'une gêne, d'une pesanteur, d'une sensation de plénitude dans l'hypogastre, la vessie, le rectum et le bassin, en général. Cette douleur se complique de difficulté de la miction. Bientôt, si la résolution ne s'accomplit pas, la douleur augmente, devient pulsatile, s'irradie aux lombes, au périnée, aux cuisses, et rend le patient aussi mal à l'aise assis que debout.

La dysurie augmentant, le malade ne rend qu'avec beaucoup de difficultés quelques gouttes d'urine brûlante, et si, comme il est fréquent, l'impossibilité d'uriner devient complète, les angoisses de la rétention s'ajoutent aux douleurs prostatiques, et les contractions vésicales, compliquées de douleurs lombaires on ne peut plus pénibles, se répètent d'autant plus souvent et plus insupportables que le sujet est plus jeune, plus impressionnable, plus vigoureux.

Aux troubles de la miction s'ajoutent alors ceux de la défécation. Le rectum et l'anus ont, en effet, leurs veines gorgées de sang et ne chassent qu'avec de douloureux efforts le bol fécal dont l'expulsion est suivie d'un tenesme d'autant plus pénible que la constipation est constante.

La prostatite aiguë, d'origine blennorrhagique qui est, comme nous l'avons vu, de beaucoup la plus fréquente, ne présente pas, tant s'en faut, des caractères aussi nets et accentués. Le début en est insidieux : de la céphalalgie, de la courbature, de l'inappétence, de la constipation, de légers frissons avec élévation peu marquée de la température, rendent le malade plus ou moins mal à l'aise. De la gêne, de la pesanteur au périnée, dans le rectum, à l'anus, dans la région hypogastrique, s'ajoutent aux symptômes précédents. La miction devenant bientôt difficile, le malade expulse péniblement une quantité d'urine insuffisante. Dès lors, la vessie ne se vidant pas, les envies d'uriner deviennent fréquentes, comme dans la forme précédente. La rétention d'urine devenant quelquefois complète, l'anxiété apparaît. Sous l'influence de la réplétion vésicale, les veines du bassin et, par conséquent, du rectum et de l'anus, déjà gonflées par l'inflammation, s'engorgent, et la défécation s'accomplit avec difficulté et douleur. A ce moment, la prostatite blennorrhagique présente les plus grandes analogies avec la prostatite traumatique ou par cause directe.

Ces deux formes se terminent, d'ailleurs, au bout de six à sept jours, par résolution ou suppuration.

Dans le premier cas, les symptômes s'apaisent tout à coup : le malaise, la gêne dans le périnée, l'hypogastre, le bassin, disparaissent, les selles redeviennent faciles et la miction régulière se rétablit.

Dans le second, la fièvre augmente; les frissons se répètent, la langue se sèche et le thermomètre monte jusqu'à 40 et 41 degrés, pour redescendre avec l'évacuation du pus et remonter quelque peu si elle n'est pas régulière. Du côté du rectum et de la prostate, des phénomènes caractéristiques appellent l'attention. La sensibilité y est telle que le moindre mouvement y provoque de la souffrance. La douleur prostatique se manifeste par des battements que le malade perçoit nettement.

Les abcès de la prostate ne revêtent pas toujours des formes aussi nettes et leurs symptômes ne présentent pas, dans tous les cas, des caractères aussi précis. Bien souvent, l'abcès petit, superficiel, limité à l'orifice des glandes, donne lieu à une *prostatite d'apparence catarrhale*, dont on confond l'écoulement avec celui d'une vulgaire blennorrhagie. D'autres fois, la suppuration pénètre plus profondément dans les glandes, mais sans se collecter en une seule cavité. Il y a prostatite *glandulaire* dont le pus s'écoule plus difficilement que celui de la précédente, sous forme de bourbillon, mais en se mélangeant aussi bien souvent au flux blennorrhagique. On reconnaît cette prostatite à ce que l'écoulement du pus a considérablement augmenté pendant un temps plus ou moins long, puis à la fièvre et à la dysurie.

La *marche*, la *durée* et la *terminaison* des suppurations prostatiques varient. Abandonnées à elles-mêmes, le pus collecté s'ouvre ordinairement une issue spontanée dans l'urèthre, moins souvent dans le rectum, quelquefois simultanément dans l'un et l'autre. Si le pus s'écoule sans obstacle, la fièvre disparaît avec les autres symptômes. Dans le cas contraire, elle persiste avec des exaspérations vespérales qui en indiquent la cause.

Dans quelques cas, l'état aigu se calme, sans disparaître, entretenu par la persistance de l'abcès qui ne s'ouvre pas. Il y a (Chassaignac) accroissement froid d'un abcès chaud. Ce genre d'abcès, à marche chronique, n'est pas rare chez les vieux prostatiques, chez lesquels il simule une poussée congestive.

Quand la phlegmasie a envahi les tissus périphériques, l'inflammation *périprostatique* peut être primitive ou secondaire et, comme la phlegmasie intra-glandulaire, rester simplement phlegmoneuse ou suppurer.

Phlegmoneuse, elle se révèle par des symptômes à peu près identiques à ceux du phlegmon de la glande elle-même. Cependant la dysurie y est moins accentuée et la défécation, par contre, plus difficile. La situation de la région enflammée explique cette différence. Tant qu'il n'y a pas de pus, en effet, l'inflammation se maintient entre le rectum, en arrière, la prostate et les vésicules séminales, en avant, dans le tissu cellulaire lâche qui les sépare.

Qu'il suppure primitivement ou secondairement par infection du pus de la prostate, le phlegmon périprostatique peut très bien rester limité au tissu

cellulaire prérectal, maintenu en haut par l'aponévrose pelvienne, en bas par celle de Carcassonne et,
sur les côtés, par les attaches latérales de la prostate.

Cette suppuration, à part la persistance de la
fièvre et les symptômes généraux, n'a pas, en
somme, d'autres symptômes locaux que les précédents : douleur, difficulté de la miction et surtout
de la défécation.

Malheureusement, une fois dans la loge prostatique, le pus s'en échappe souvent et, pour y
parvenir, fuse au travers de ses points les moins
résistants : directement en avant, vers le périnée,
et, surtout, en bas et en dehors, vers les fosses
ischio-rectales.

Dans le premier cas, on l'a vu dénuder les corps
caverneux ou décoller leur racine ; dans le second,
simuler tous les symptômes des abcès de la marge
de l'anus. Dans quelques cas rares, suivant le tissu
cellulaire lâche et vasculaire qui enveloppe les canaux déférents, le pus est venu pointer à l'orifice
externe du canal inguinal. Une fois, il remontait
vers le rein en suivant le psoas. Plusieurs fois, il
venait bomber en avant du trou obturateur, ga-
gnant, le long des vaisseaux, la racine de la cuisse.
Quelques observations le constatent jusque dans la
cavité de Retzius, à l'ombilic, à la fesse. Guyon
l'a vu sortir par la grande échancrure sciatique et
contourner la vessie pour remonter le long des
muscles droits jusqu'aux fausses côtes. Des péritonites ont été produites par l'inflammation de la

prostate et des vésicules séminales ou par perforation, le pus se déversant dans la cavité abdominale.

On conçoit toute la gravité *pronostique* de pareilles lésions ; celle-ci a toutefois ses degrés, les fusées périnéales étant moins graves que les ischio-rectales, et ces dernières infiniment moins redoutables que les péritonéales.

En dehors de la mort que ces lésions causent trop souvent, les pertes de substance et les désordres qu'elles entraînent se réparent difficilement et lentement. Ce sont des clapiers, des cavernes, des fistules dont les parois organisées deviennent, il est vrai, insensibles au contact de l'urine, des gaz ou des matières fécales, quand elles communiquent avec le rectum, mais fournissent une suppuration d'odeur ammoniacale, le plus souvent intarissable.

En dehors de ces complications, il en est une autre plus immédiate et plus grave, la pénétration du pus dans les veines, presque fatalement mortelle.

D'autres conséquences moins graves résultent encore des inflammations prostatiques : l'atrophie de la glande avec modifications qualitatives et quantitatives du sperme, douleur pendant l'éjaculation, incontinence d'urine et, enfin, persistance d'un état inflammatoire subaigu.

Diagnostic. — Les symptômes précédents ne sont une preuve irrécusable d'inflammation prostatique que si le *toucher rectal* la confirme. Le malade, couché sur le dos, relève les cuisses vers le ventre, et plie les jambes sur elles. De son côté, le médecin, ayant enduit abondamment son index de vaseline, de cérat ou de cold-cream boriqué, l'approche de l'anus dont il lubrifie le pourtour et l'orifice avant de le franchir, ce qu'il doit faire doucement et lentement. Pour un examen profitable, il est inutile d'introduire le doigt jusqu'à la racine, car la pulpe dépasserait la glande et arriverait sur le bas-fond de la vessie : les deux premières phalanges suffisent. En agissant ainsi, on trouve, à 2 ou 3 centimètres au-dessus de l'orifice anal, la prostate qu'on reconnaît facilement à sa consistance, comme fibreuse, et à sa forme dont on délimite parfaitement les contours et les deux lobes séparés par le sillon médian, quand il n'est pas effacé par le gonflement, surtout si, comme il faut toujours le faire, on empêche l'ascension de la glande dans le bassin, en appuyant sur l'hypogastre avec la main restée libre.

La prostate enflammée forme, dans le rectum, une saillie plus ou moins volumineuse, régulière ou lobulée, suivant qu'elle est totalement ou partiellement malade. Le doigt perçoit une élévation de température, des battements artériels, une résistance élastique au début; plus tard, de la fluctuation qui n'est pas toujours très manifeste. Dans tous les cas, le toucher rectal est douloureux.

Dans la périprostatite, le doigt constate, au début, au lieu de la prostate qu'elle masque entièrement, une plaque phlegmoneuse diffuse, totale d'emblée ou commençant par un noyau inflammatoire induré. Plus tard, si le phlegmon ne se résout pas, la suppuration devient toujours manifeste et telle que le doigt rectal peut quelquefois faire refluer le pus jusque sous la main appliquée sur le périnée.

Les cavernes prostatiques se remplissent de pus et d'urine que la pression du doigt en expulse ou qui s'écoulent spontanément, par l'urèthre, dans l'intervalle des mictions, en produisant une sorte d'incontinence d'urine.

Certaines cavernes de la prostate sont assez vastes pour contenir le bec de la sonde qui s'y meut librement ; aussi les prend-on d'autant plus facilement pour la vessie que leur contenu s'écoule par l'instrument.

Et cependant le toucher rectal, en montrant que la sonde n'est pas parvenue dans la vessie, suffit à la découverte de l'erreur.

Les fistules prostatiques se reconnaissent à ce que l'urine s'en écoule pendant ou peu après les mictions, mais pas dans leurs intervalles, et surtout à ce qu'un stylet introduit par l'une d'elles, en même temps que la sonde, par le méat, se rencontre avec elle à quelques centimètres en arrière du collet du bulbe ; à ce que les gaz et les matières fécales sont rendues par l'urèthre, ou l'urine par le rectum pendant la miction.

De toutes les affections de la zone uréthro-prostato-cystique, c'est certainement l'inflammation de la partie profonde de l'urèthre et de la région vésicale adjacente, qui peut être le plus facilement confondue avec la prostatite. On les distinguera en se rappelant que, dans la prostatite, c'est la dysurie et, dans l'uréthro-cystite, la multiplicité des envies d'uriner, qui domine. On se souviendra que si, dans la prostatite, les envies d'uriner deviennent fréquentes ce n'est jamais au début, mais à la suite de la rétention dont elle est cause, et qu'elle cesse après l'évacuation, tandis que, dans l'uréthro-cystite, leur répétition est le symptôme primitif, en dépit du vide de la vessie qui chasse l'urine à tout instant.

L'inflammation des glandes de Cowper, découvertes par Méry, se manifeste par un gonflement de la portion du périnée située derrière les bourses, faisant corps avec le bulbe et n'empiétant pas sur l'anus. Quand la cowpérite suppure, c'est encore au périnée que le pus fait saillie. Enfin, à aucun moment cette affection ne se complique de rétention.

Les vésicules séminales enflammées ou même simplement engorgées, consécutivement à leur oblitération, provoquent des envies d'uriner fréquentes; mais elles forment alors, de chaque côté, au-dessus de la base de la prostate, un relief que le doigt, introduit dans le rectum, reconnaît parfaitement.

A la première période de la tuberculose prostatique, la glande est parsemée de nodosités dures, saillantes, nettement limitées, peu volumineuses, que la suppuration fait disparaître. Aussi, n'est-ce que par l'examen bactériologique du pus qu'on pourra distinguer, d'une façon absolument positive, la nature de la maladie qui aboutit bien plus souvent à la formation de fistules quand elle est engendrée par le bacille de Koch.

Les kystes de la prostate, excessivement rares, ne pourraient être confondus avec une suppuration prostatique, que s'ils étaient eux-mêmes suppurés, et alors le diagnostic en serait à peu près impossible. Il ne servirait pas d'ailleurs au traitement, dont les indications seraient les mêmes dans les deux cas.

La suppuration périprostatique se reconnaît à ce qu'elle est saillante dans le rectum, plus étendue, plus diffuse que celle de la prostate elle-même dont elle cache les contours, bien qu'elle puisse, cependant, être circonscrite à un point.

L'abcès intra-prostatique n'altère pas la souplesse du rectum, et sa partie fluctuante est toujours entourée de bords abrupts offrant la consistance du tissu glandulaire.

On conçoit que, dans les suppurations simultanément intra et extra-prostatiques, celle-ci cachant celle-là, la rende méconnaissable...

TRAITEMENT. — C'est l'hygiène et l'antisepsie qui constitueront le traitement prophylactique des inflammations prostatiques. Nous avons vu, en effet, qu'elles avaient, la plupart du temps, pour origine une uréthrite ancienne ou récente. C'est donc en soignant celle-ci par un régime sévère : abstinence de coït, de boissons, de mets épicés, de fatigue, et par une antisepsie rigoureuse composée de grands lavages portés jusque dans la vessie, comme nous le dirons plus tard, qu'on évitera les conséquences quelquefois graves de la blennorrhagie sur la prostate.

Si, en dépit du traitement prophylactique ou pour toute autre cause, la prostatite survient, c'est à dégorger les plexus veineux et à y rétablir une circulation régulière et libre que le médecin devra tout d'abord s'appliquer. Pour y parvenir, il a deux moyens : les déplétions sanguines et les purgatifs ou les lavements. Les déplétions sanguines seront obtenues par des applications de sangsues au périnée. Celui-ci étant rasé et soigneusement lavé, on y appliquera une à une et consécutivement cinq à six sangsues, de manière à entretenir un écoulement de sang continu, mais en somme peu abondant, pendant deux à quatre heures. Si cette saignée locale est insuffisante et que la force du malade en permette une seconde, on y aura recours sans hésiter. Je ne vois même pas pourquoi la saignée générale, d'un emploi abusif et désastreux il y a soixante-quinze ans, mais certainement trop délaissée aujourd'hui, ne serait pas employée de nouveau contre une prostatite, chez un sujet vigoureux et congestif.

Le froid, localement appliqué, combattrait certainement, et avec avantage, la congestion, pourvu qu'il le fût avec persévérance. Conseillé par Jullien, employé par Ollier, il consiste à introduire dans le rectum, tous les quarts d'heure ou toutes les demi-heures environ, un petit fragment de glace qu'on y laisse fondre, et cela pendant vingt-quatre à trente-six heures. J'ai employé ce moyen chez des vieux prostatiques dont, seul, il est parvenu à calmer les douleurs intolérables, d'origine congestive.

D'autres ont mis avantageusement en usage les lavements d'eau très chaude, à 45 et 50 degrés, qu'ils introduisent goutte à goutte dans l'ampoule rectale avec une canule ordinaire. Cette eau, dont le volume ne doit pas dépasser le contenu d'un ou deux verres à Bordeaux, est gardée aussi longtemps que possible.

Consécutivement, et comme adjuvant à la saignée, on emploiera les purgatifs. Grâce à eux, on obtiendra en effet la liberté du rectum. Or, cette liberté, c'est celle de la circulation veineuse du pelvis et des plexus périprostatiques, qui n'a pas de plus grande entrave qu'un bol fécal volumineux, comprimant les veines du petit bassin.

Il est évident que tous les purgatifs n'auront pas ici la même valeur, et que les drastiques, l'aloès surtout, devront être rejetés. C'est à l'huile de ricin et aux sels neutres qu'on s'en tiendra, et encore devront-ils être délayés ou dissous dans beaucoup de liquide, de préférence du bouillon d'herbes, pour annihiler, autant que possible, l'irritation qu'ils produisent quelquefois sur le col.

Les lavements, qui pourraient remplacer ici les purgatifs avec avantage, sont, malheureusement, d'une application difficile à cause de l'état douloureux de la prostate qui ne permet pas l'introduction de la canule. On doit, néanmoins, les essayer, car ils sont d'une très réelle efficacité. On se sert, pour leur introduction, d'une grosse canule à olive, longue de 15 centimètres. Très largement ointe de cérat, de cold-cream ou de vaseline boriquée, cette canule dépasse la prostate en haut, et le courant liquide auquel elle livre passage débarrasse toute la partie inférieure du gros intestin des matières qui l'encombrent.

En même temps qu'on s'efforcera de dégorger les plexus et d'y rétablir la régularité de la circulation, on s'appliquera à calmer la douleur. Le moyen le plus efficace pour y parvenir sera l'injection souscutanée de sulfate ou de chlorhydrate de morphine au pubis, aux aines, à l'hypogastre. Les larges cataplasmes laudanisés appliqués sur les mêmes régions sont assurément fort recommandables, mais un peu lourds. On peut se contenter de badigeonner la partie avec du laudanum et de la recouvrir avec de la tarlatane trempée dans l'eau de sureau ou de guimauve.

Les suppositoires sont ici peu recommandables parce qu'ils forment, dans le rectum, un corps étranger très mal supporté. Les petits lavements composés de deux verres à Bordeaux d'eau de guimauve très épaisse, additionnée de douze gouttes de laudanum, et poussés avec une petite canule dans l'ampoule rectale, leur sont bien préférables. Les lavements eux-mêmes peuvent être remplacés par une bouillie de graine de lin laudanisée, poussée au travers d'une canule à large ouverture.

Une complication de la prostatite à laquelle il faut remédier sans retard, parce qu'elle est douloureuse, qu'elle comprime les reins et congestionne la prostate en appuyant sur les veines, est la rétention d'urine. L'instrument le plus inoffensif à employer, pour la faire cesser, est assurément la sonde en caoutchouc vulcanisé. Malheureusement, l'obstacle formé par le gonflement de la prostate au col de la vessie, empêche souvent sa pénétration dans cet organe. Force est alors de la remplacer par un instrument en gomme élastique coudé ou à grande courbure. Quelle que soit sa composition, l'instrument doit être avant tout très propre. D'autre part, si le cathétérisme répété devenait nécessaire et qu'il fût douloureux, les sondes à demeure devraient être essayées, et on choisirait alors, bien entendu, celle de de Pezzer ou de Malécot.

Dans tous les cas, on aura bien soin de ne jamais violenter le canal et de préférer la ponction capillaire hypogastrique de la vessie au cathétérisme forcé.

Le pus, s'il vient à se former, doit être évacue

le plus tôt possible, l'intervention hâtive étant le meilleur moyen de s'opposer à sa marche envahissante que nous avons vue quelquefois si redoutable. Ce pus n'étant accessible que dans trois régions, l'urèthre, le rectum, le périnée, il faut choisir l'une d'elles. Autrefois les chirurgiens, faute de mieux d'ailleurs, ne craignaient pas de perforer l'abcès par l'urèthre avec une sonde conique. Aujourd'hui, ce serait sans le vouloir et en sondant le malade avec un instrument en gomme, qui est alors le seul applicable, qu'on ouvrirait un abcès par l'urèthre. Plus tard, on donnerait issue au pus, en incisant la paroi prostato-rectale. Mais, par cette voie, l'antisepsie est d'une application difficile, et on risque une hémorrhagie que j'ai eue, pour ma part, extrêmement abondante. Reste la voie périnéale, qui permet d'observer les règles de la propreté. L'opération consiste, le malade étant dans la position de la taille périnéale, à fendre transversalement, sur une longueur de 4 centimètres, le périnée à 4 ou 5 millimètres en avant de l'anus et, après avoir incisé les sphincters, à décoller et éloigner le rectum en arrière, jusqu'à ce que la pointe de la prostate soit découverte. Une telle opération, malgré sa simplicité, exige, pour ne pas être faite en vain, un abcès volumineux et doit, à mon sens, être réservée aux prostates très largement suppurées ou tuberculeuses dont elle permet le curettage. Aussi, la fluctuation bien limitée et perceptible par le rectum autorisera-t-elle à donner issue au pus par cette voie. On choisira, pour cela, un instrument lancéolé ouvrant par sa pointe et non par son tranchant, le scarificateur utérin de Chéron par exemple, très propre à cet usage. Le malade, purgé la veille, est couché sur le côté, les cuisses fléchies sur le ventre et les fesses écartées l'une de l'autre par un aide. Une valve introduite dans le rectum en refoule la paroi postérieure et permet de voir la paroi prostato-rectale, d'en explorer les points fluctuants, d'en reconnaître les artères et de la nettoyer. La désinfection achevée, on vide les abcès en y plongeant l'instrument dont la pointe lancéolée permet d'éviter les artères.

La diversité des chemins suivis par les suppurations périprostatiques en rend les points d'ouverture eux-mêmes si variables, qu'on ne peut aucunement les indiquer d'avance, et que le médecin traitant reste seul juge de ceux qu'il doit inciser. Dans tous les cas, les trajets fistuleux seront irrigués largement et, au besoin, plusieurs fois par jour, de manière à n'y laisser séjourner ni pus ni urine. La propreté seule suffit à la guérison, quand les lésions sont récentes et d'étendue modérée.

Si, malgré l'observation d'une antisepsie rigoureuse, la fièvre persiste, c'est qu'un clapier purulent existe ou qu'une urine septique séjourne dans quelque point du trajet. Pour faire disparaître le premier, il faut l'ouvrir largement et fendre, au besoin, comme le fit Lallemand, la prostate jusqu'à la vessie. Pour détourner la seconde, on place à demeure une sonde dans la vessie, ou, si le cathétérisme est facile et bien supporté, on le renouvelle autant qu'il est nécessaire.

Certains chirurgiens, Diday, Pauffard, Maréchal (de Brest), sont parvenus à oblitérer des fistules d'origine prostatique, en faisant comprimer leur orifice par le doigt du malade, pendant la miction. D'autres ont combiné heureusement la cautérisation au thermo-cautère ou galvano-caustique avec le cathétérisme répété et la sonde à demeure.

Enfin, en désespoir de cause, il faudrait séparer, par dissection, le rectum de la prostate, et s'efforcer d'obtenir, au moyen d'avivements, de sutures et de pansements antiseptiques soignés, la cicatrisation séparée de l'un et de l'autre.

PROSTATITE CHRONIQUE

ANATOMIE PATHOLOGIQUE. — Les prostates enflammées depuis longtemps sont augmentées de volume, et plus adhérentes aux tissus voisins qu'à l'état normal. Les cryptes dont leur surface est parsemée sont agrandies, et le tissu qui les limite épaissi et induré. L'orifice et le cul-de-sac des glandes sont dilatés par accumulation des épithéliums déformés qui les atrophient en les comprimant ; la muqueuse qui les tapisse est fongueuse ;

un liquide brunâtre, gluant, visqueux, quelquefois muco-purulent, qui s'épanche dans l'urèthre et envoie même des filaments jusque dans la vessie, remplit leur intérieur.

Le verumontanum est gonflé, ramolli, velvétique, plus ou moins rétracté par des cicatrices qui oblitèrent quelquefois les orifices des conduits éjaculateurs et de l'utricule. Dans ce cas, ces organes se gonflent par rétention de leurs sécrétions, et le malade n'éjacule plus. Si les canaux éjaculateurs sont seulement comprimés la dyspermie, l'hémospermie et la pyospermie remplacent l'aspermie.

Le parenchyme prostatique lui-même, gorgé de liquide, est devenu d'une friabilité extrême. Le Dentu y a constaté des aréoles et des lacunes capables de loger un grain de chènevis ou un gros pois. Les cavités, séparées par des cloisons très friables, étaient remplies par du pus ou un liquide ayant l'aspect du gros miel et tapissées de fausses membranes.

Quelquefois, la portion glandulaire ayant disparu, la prostate est réduite à sa trame fibro-musculaire.

SYMPTÔMES. — Suite ordinaire d'une inflammation aiguë, la prostatite chronique peut l'être d'emblée et résulte d'une infection directe, d'origine communément blennorrhagique ; quelquefois d'injections forcées, d'un rétrécissement, d'un cathétérisme septique. Les calculs, les fissures à l'anus, les fistules ano-rectales, les hémorrhoïdes, la constipation, les contusions, les oxyures, le froid, l'humidité, l'exposition des fesses à un feu ardent, prédisposent à l'inflammation et l'entretiennent en congestionnant la prostate.

Le malade atteint de prostatite chronique se plaint de troubles urinaires et génésiques, d'une sensibilité anormale de la sphère génito-urinaire et de perturbations du système nerveux périphérique et central.

La miction peut être plus fréquente si, comme c'est l'ordinaire, la muqueuse du fond de l'urèthre est elle-même enflammée; mais le gonflement de la prostate entrave plutôt la miction, en retardant le départ du jet d'urine dont la sortie provoque, presque toujours, une sensation de chaleur plus ou moins forte, mais généralement modérée.

Les organes génitaux, souvent moins actifs et moins vigoureux, ne provoquent plus autant d'idées génésiques et d'aussi vifs désirs vénériens. Les érections sont moins vigoureuses, et l'éjaculation prématurée se produit au premier contact des organes génitaux de la femme : il y a, en un mot, *prospermatisme*. L'éjaculation n'est quelquefois pas seulement prématurée et précipitée ; mais, surtout si la prostatite se complique d'inflammation des vésicules séminales, elle est douloureuse, provoquant dans le fond de l'urèthre une sensation de chaleur, de brûlure, de déchirure, qui s'irradie au périnée, au méat, et persiste un temps variable, laissant le malade fatigué et inquiet. L'inflammation des vésicules séminales peut encore causer des éjaculations sanglantes, *hématospermie*, dont nous parlerons dans un chapitre spécial.

Si les conduits éjaculateurs sont oblitérés, il peut y avoir *aspermatisme*.

Les malades atteints de prostatite chronique se plaignent d'une sensation de pesanteur sourde et profonde et de chaleur dans le périnée, le rectum, l'urèthre; sensation augmentée par la marche, les cahots d'une voiture, la trépidation d'un wagon ou simplement par la station assise prolongée.

Ces perversions de la sensibilité gagnent les fesses, les lombes, le dos, et se compliquent parfois de névralgies sacro-iliaque, sciatique, crurale, coccygienne, de fourmillements dans les membres inférieurs, de difficultés à se tenir debout.

Sous l'influence de ces troubles divers et multiples, l'hypocondrie apparaît, faisant des malades de véritables hystériques sans mémoire, indolents, d'autant moins énergiques qu'ayant perdu le sommeil et l'appétit, ils maigrissent. Dès lors, absorbés par leur mal et n'ayant qu'une préoccupation, leurs organes génitaux, ils nourrissent les plus tristes pensées et, quelquefois, des idées de suicide.

Parmi tous les phénomènes qui les tourmentent, l'écoulement uréthral, la goutte matinale et les filaments à tête de clous, tenus en suspension par l'urine, occupent le premier rang. Ils se croient et se disent atteints d'une goutte militaire, d'une prostatorrhée ou d'une spermatorrhée qui leur enlève les forces et dont ils ne guériront jamais.

Or, nous l'avons déjà dit, à l'état normal le liquide prostatique alcalin, pas visqueux, possède la consistance et la couleur du lait épais. Il est constitué par du sérum tenant en suspension des granulations graisseuses à contour foncé, à centre brillant, et de très petites granulations grisâtres, des cellules épithéliales prismatiques à cils vibratiles.

Le liquide prostatique des écoulements de l'urèthre, la plupart du temps mélangé à de nombreux leucocytes, est plus jaune, plus dense, plus alcalin qu'à l'état normal. Aussi, pour le distinguer des autres liquides formant les écoulements de l'urèthre, faut-il le secours du microscope.

On y trouve alors (Ludwig) des cristaux d'acide urique ou de phosphate ammoniaco-magnésien, des corpuscules muqueux, des globules de sang, et enfin (Ultzmann) des cylindres en forme de bouteilles, de poires, constitués par une sécrétion plastique de la prostate.

Le liquide prostatique diffère, par sa couleur, de celui des vésicules séminales qui est gris brunâtre et renferme d'abondants spermatozoaires, accompagnés de sympexions.

L'effort exigé par la défécation pour vaincre une constipation opiniâtre, exprime quelquefois une petite quantité de ce liquide, surtout chez les personnes dont l'urèthre profond est depuis longtemps enflammé.

Quant aux glandes de Cowper, elles secrètent un liquide hyalin quand il est pur, opalin quand il renferme des cellules épithéliales et surtout des globules de pus. Mais son caractère distinctif est de pouvoir s'étirer en fils longs de plusieurs centimètres. La sécrétion de ce liquide est très active, surtout chez ceux qui ont longtemps souffert d'inflammation uréthrale ou abusé de leurs organes génitaux. Pendant l'érection, il en apparaît au méat une goutte de volume variable et, chez les hommes faibles, débilités et nerveux, il y afflue, plus ou moins abondamment, en dehors de ce phénomène et sous l'influence du moindre désir.

Le liquide sécrété par les glandes de Littre semble avoir avec celui fourni par celles de Cowper la plus grande analogie, tous deux se coagulant au contact de l'acide acétique.

Il ne semble pas douteux, en dépit des affirmations de Robin, que du liquide prostatique puisse être expulsé spontanément, en dehors de l'éjaculation. La marche, un effort quelconque, favorisent la sortie de ce liquide qui serait pour ainsi dire éjaculé, de temps à autre, quand il s'en serait amassé une quantité suffisante en arrière du collet du bulbe. Mais ce signe n'a qu'une valeur relative, car il est incontestable que le liquide des glandes de Cowper enflammées peut être expulsé aussi par une sorte d'éjaculation, conséquence d'une contraction du bulbo-caverneux produite par la phlegmasie de ces glandes.

Quoi qu'il en soit, le liquide prostatique pathologique, presque toujours souillé de pus, laisse sur le linge de grandes taches jaunâtres qui l'imprègnent et le gomment en décrivant des sinuosités irrégulières, semblables à celles des cartes géographiques ; tandis que les écoulements de la muqueuse de l'urèthre antérieur forment des taches assez nettement circulaires ou polycycliques, n'imprégnant pas le linge, mais laissant à sa surface de petites écailles constituées par du pus desséché. Ce liquide s'écoule continuellement et non par masse. Le liquide de la prostatorrhée par hypersécrétion, sans suppuration, sort aussi par petites masses, gomme le linge en y faisant une tache d'un gris plus ou moins foncé, à reflets nacrés.

Les taches produites par la prostatorrhée sont parfois bordées d'un liseré bleu ou bleuâtre. On l'observe surtout autour des taches fournies par les hommes anémiques ou névrosés. Il est formé par un dépôt d'indigo. Celui-ci existe alors dans l'urine dans laquelle il suffit, pour le déceler, de verser de l'acide nitrique, comme si on recherchait l'albumine. Il forme alors sur la ligne de séparation de l'acide et de l'urine, au-dessous du cercle brun, un disque mince bleu ou bleuâtre. Si, prenant 10 centimètres cubes de cette urine, on la mélange à autant d'acide chlorhydrique et qu'on y ajoute une ou deux gouttes d'une solution de chlorure de chaux, saturée à froid, tout le mélange se colore en bleu. Quelques centimètres cubes de chloroforme versés dans le mélange, et agités avec lui, dissolvent l'indigo et se colorent en bleu.

La prostatite chronique ne peut guère être confondue qu'avec la cystite chronique pyogénique simple ou tuberculeuse, l'uréthrite chronique profonde et la prostatite tuberculeuse.

La cystite chronique pyogénique se reconnaîtra facilement aux envies fréquentes et pressantes d'uriner qu'elle provoque, aux épreintes que leur satisfaction fait naitre, au sang pur ou au pus glaireux, plus ou moins sanguinolent, rendu à la fin de la miction.

La cystite tuberculeuse est caractérisée par les mêmes besoins d'uriner, mais plus douloureux et surtout fréquents la nuit dès le début. Des petites hématuries spontanées, dites *prémonitoires*, dont la congestion qui précède toute poussée tuberculeuse est certainement la cause prédisposante, mais dont la cause occasionnelle reste cachée à l'examen le plus attentif, annoncent souvent longtemps à l'avance l'apparition de la maladie.

L'uréthrite profonde, bien limitée, n'ayant pas envahi l'orifice uréthro-vésical, auquel cas il y a cystite concomitante, ne se manifeste guère que par un écoulement, surtout visible au réveil, et par des filaments plus ou moins nombreux entraînés par le premier jet d'urine et dans lesquels le microscope décèle souvent la présence du gonocoque.

Mais, de tous les moyens de diagnostiquer la prostatite chronique, le meilleur est, sans conteste, le toucher rectal. Il permet de constater que, dans la cystite chronique non tuberculeuse et dans l'uréthrite chronique, la prostate n'a subi aucune modification, tandis qu'elle est augmentée de volume, que ses deux lobes ne sont plus symétriques et que sa surface est irrégulière dans la prostatite chronique. Ces irrégularités sont diffuses et rénittentes, contrairement à celles de la prostatite tuberculeuse qui donnent au doigt la sensation de nodosités dures, nettement saillantes et limitées. La pression exercée sur la glande provoque de la douleur dans les deux cas, mais exprime plus de pus dans la prostatite tuberculeuse, plus de liquide prostatique dans la prostatite simple.

Enfin, l'examen microscopique constatera dans le pus de la prostatite tuberculeuse des bacilles de Koch, introuvables dans le liquide de la prostatite simple.

La prostatite chronique n'a pas, selon Guyon, le *pronostic* sombre qu'on lui donnait autrefois. Aussi faudrait-il commencer par calmer les craintes et les inquiétudes du malade et réconforter son moral.

Il ne faut pas toutefois l'oublier, l'inflammation chronique, le catarrhe de la prostate, affection très commune, provoque les névroses les plus diverses de la sphère génitale et urinaire. C'était l'opinion d'Ultzmann [1], et elle est vraie. Les hommes de-

---

[1] *Névroses des organes génito-urinaires de l'homme*, par ULTZMANN, traduit par H. PICARD, (J.-B. Baillière).

viennent, sous l'influence de ce catarrhe, nerveux comme des femmes. A cela rien d'étonnant, l'utricule prostatique, alors enflammé, étant l'analogue de l'utérus et, comme lui, pourvu de nerfs nombreux, origine d'autant de réflexes. Ceci, en dehors des troubles fonctionnels et physiques apportés à l'accomplissement des actes génésiques par l'inflammation chronique de la prostate.

TRAITEMENT. — Ceux qui sont atteints de prostatite chronique étant généralement constipés, on s'appliquera à régulariser leurs selles. C'est une condition simple, mais primordiale. Pour y arriver, les sels neutres, sulfate de soude et de magnésie, et l'huile de ricin seront, assurément, des agents efficaces, mais inférieurs aux lavements. Ceux-ci seront administrés le matin, au moyen d'une longue et large canule de 15 centimètres en gomme élastique, qu'on introduira doucement dans le rectum, après l'avoir bien enduite de vaseline, cold-cream ou cérat, et par laquelle on enverra lentement un demi-litre d'eau de guimauve un peu chaude, 37 degrés.

Le soir, au moment du coucher, on donnera un second lavement, mais composé d'une très petite quantité d'eau de guimauve, deux verres à vin de Bordeaux, chaude à 35 degrés et très épaisse. Ce lavement, devant servir d'émollient à la prostate et rester dans l'ampoule rectale, ne sera plus introduit avec la longue canule, mais avec la petite qu'on emploie ordinairement.

Pour venir en aide au rétablissement de la circulation locale qu'on obtiendra, en partie, par les moyens précédents, et décongestionner la prostate, on s'efforcera d'activer la circulation périphérique. On y parviendra avec les douches, les frictions au gant de crin ou de flanelle, le massage, en ayant toujours présente à l'esprit l'extrême susceptibilité nerveuse dont souffrent ces malades. Aussi, les manœuvres précédentes ne devront-elles être mises en pratique qu'avec de minutieuses précautions. L'eau des douches sera d'abord à une température modérée, le gant de flanelle précédera celui de crin, et le massage sera tout à fait superficiel au début.

Il est évident que, contre la congestion prostatique, des ventouses sèches à l'hypogastre, aux lombes, et quelques sangsues au périnée, si le sujet n'est pas anémique, ce qui est rare, constitueraient des moyens efficaces.

Contre la douleur locale, si elle se faisait trop vivement sentir, quelques piqûres d'un demi-centigramme de chlorhydrate de morphine, faites au pubis; des suppositoires avec la même quantité de ce sel, additionné de 2 centigrammes d'extrait de belladone; contre l'éréthisme général, 1 ou 2 grammes de bromure, pris le soir, après le dîner, dans une tasse à café d'infusion de feuilles d'oranger; contre l'insomnie, 2 grammes de chloral avec dix gouttes de laudanum de Sydenham dans le petit lavement d'eau de guimauve du soir, seront les meilleurs remèdes.

Mais le traitement local qui s'adresse directement à la prostate et à la partie profonde de l'urèthre est infiniment plus important. Il dépend, d'ailleurs, au moins quant à l'agent qu'on doit employer, de la nature de la prostatite, qu'on reconnaît à la composition des fils tenus en suspension dans l'urine. S'ils contiennent des gonocoques, l'hésitation n'est pas possible, c'est aux grands lavages avec une solution aqueuse de permanganate de potasse, faits, comme nous l'indiquerons en les décrivant, qu'il faudra recourir. Si un examen réitéré ne découvre pas de gonocoques, on doit essayer de remplacer le permanganate par le sublimé au 1/20000, au 1/10000 aü plus, en solution privée d'alcool. Les instillations sont quelquefois préférables. On sait en quoi elles consistent. Une seringue de Pravaz, grand modèle, de la contenance de 4 grammes, munie d'un ajutage métallique conique, est remplie d'une solution de nitrate d'argent de concentration.

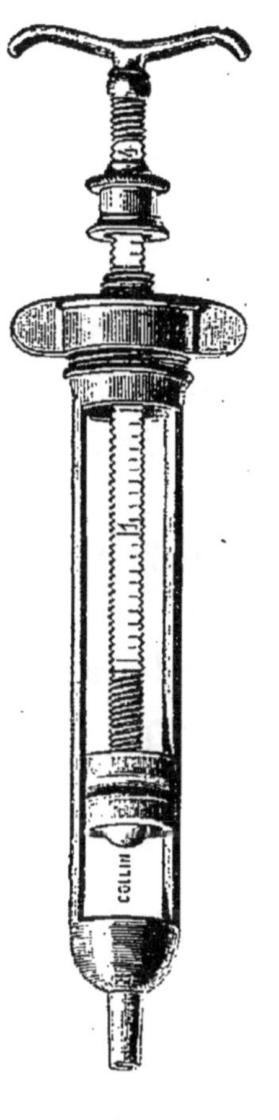
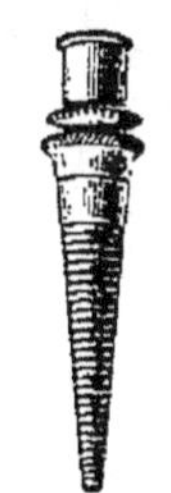

Fig. 13. — Seringue à instillations.

variée : au 1/100, au 1/50, au 1/25, et même au 1/15, et plus, surtout s'il existe des filaments. D'autre part, la vessie n'ayant pas été vidée par la miction, à moins qu'il y ait cystite concomitante, on introduit dans l'urèthre, jusque derrière le collet du bulbe, une bougie à boule percée, des n°s 15 à 20, dans l'orifice externe duquel on fait entrer l'ajutage conique de la seringue, et on expulse, en tournant le piston, autant de gouttes de la solution qu'on juge nécessaire.

C'est dans ces cas d'inflammation chronique de la prostate que les examens endoscopiques dont nous parlerons plus loin sont nécessaires. Ils permettent, en effet, de reconnaître le siège même du mal et d'y appliquer directement et avec certitude les topiques nécessaires.

Contre l'état pathologique précédent, tous les reconstituants sont utiles et, bien souvent, indispensables. La campagne, la chasse, les bains de mer, les voyages, les courses dans les montagnes, l'exercice en général, seront donc excellents.

Quant au coït, à moins qu'il n'y ait danger d'infection par gonocoques, il ne doit pas être interdit d'une manière absolue, son abstinence complète étant, selon moi, plus nuisible que sa pratique modérée. Celle-ci, en effet, dégorge la prostate en la préservant d'excitations d'autant plus nuisibles qu'elles sont plus vives et moins satisfaites.

ENGORGEMENT DES GLANDULES PROSTATIQUES

Les glandules de la prostate peuvent-elles devenir malades sans être infectées? Comme à Reliquet et Guépin, la chose ne me semble pas douteuse. Pour cela, il suffit qu'elles s'engorgent, ce qui arrive fatalement quand la puissance contractile des fibres musculaires enveloppant leurs culs-de-sac ne peut vaincre la résistance de celles qui entourent leurs canaux excréteurs. Leur sécrétion n'étant plus, dès lors, excrétée, s'accumule dans leur cavité, la distend, y dépose des sympexions et même, chez les gens ayant dépassé la cinquantaine, des calculs.

Cet état pathologique se produit surtout sous l'influence du spasme de l'orbiculaire uréthral qui renforce l'occlusion des conduits excréteurs. Ce spasme a, d'ailleurs, des origines multiples : libations copieuses, excitations génésiques prolongées, coït répété ou incomplet, éjaculation en dehors des organes génitaux de la femme, érections et désirs persistants non satisfaits, abstinence subite après excès, masturbation. Le même effet se produira chez les continents convaincus ou forcés, si des pollutions nocturnes modérées ne vident pas leur prostate et, à plus forte raison, quand des sympexions et surtout des calculs, ou simplement des sécrétions épaisses, oblitèreront les orifices glandulaires.

Les affections chroniques du système nerveux produisent des résultats identiques en paralysant les muscles expulseurs.

Certaines dispositions congénitales ou acquises, atrésie du prépuce ou du méat, méat trop élevé sur le gland, rétrécissement, valvule uréthrale, aboutissent aux mêmes conséquences, en provoquant le spasme.

Enfin, les états généraux tels que l'anémie, le lymphatisme, la tuberculose surtout, ou locaux comme les hémorrhoïdes, les fissures à l'anus, la constipation, favorisent le spasme et l'engorgement.

Une fois engorgées, les glandes jouent le rôle de corps étranger et engendrent le spasme à leur tour; en sorte que, comme le disent Reliquet et Guépin, il se forme une sorte de cercle vicieux, le spasme faisant naître l'engorgement, et celui-ci le spasme, et inversement.

On pressent les symptômes auxquels peut donner lieu l'état anatomo-pathologique que nous venons de décrire. Le spasme simulant un rétrécissement entrave la miction ou la rend impossible; la rétention des produits excite, par contre, la vessie, et provoque des envies fréquentes d'uriner; l'oblitération des conduits éjaculateurs rend l'éjaculation douloureuse; les produits expulsés tachant le linge simulent un écoulement; quelquefois, agglomérés en petites masses, ils forment des filaments dans l'urine, quand ils sont entraînés par elle.

L'engorgement des glandules prostatiques se reconnaît au toucher rectal. Le malade debout prend un point d'appui sur un meuble avec ses mains et plie la partie supérieure du corps en avant, de manière à bien faire saillir les fesses en arrière. L'opérateur, l'index largement enduit de cérat ou de vaseline, l'introduit doucement dans le rectum, la pulpe suivant le sillon médian de la prostate jusqu'à sa base, qu'il explore, ainsi que ses cornes et les vésicules séminales. Il passe alors à chacun des lobes dont il parcourt les surfaces l'une après l'autre. Dans cette manière de procéder, la prostate, comme le fait remarquer Reliquet, arrêtée par le pubis, ne fuit pas sous la pression du doigt, qui peut reconnaître ses inégalités, ses nodosités. les modifications du sillon médian, sa consistance, ses indurations, ses points dépressibles, et en exprimer le contenu.

Vider les glandes engorgées est la première indication thérapeutique. Cette évacuation peut être spontanée, quand elle s'opère d'elle-même; physiologique, quand elle résulte de rapports sexuels réguliers; artificielle, quand elle est la conséquence de l'expression du contenu des glandules avec le doigt introduit dans le rectum.

Les points comprimés avec le doigt ne doivent être ni trop résistants, ni trop douloureux. La compression doit être exercée seulement sur ceux dont le contenu sort normal et qui se laissent exprimer sans trop de douleur.

La seconde indication consiste à maintenir la liberté du ventre par des lavements et des purgatifs. Les premiers, d'un demi-litre d'eau de lin ou de guimauve à 37 degrés, glycérinée ou miellée s'il y a lieu, doivent être doucement lancés, le malade couché sur le côté, le membre reposant sur le lit allongé, l'autre fléchi sur le ventre. Renouvelés, au besoin, matin et soir, ces lavements doivent être portés très haut dans le rectum au moyen de la longue (15 centimètres) et large canule de Reliquet.

. Les purgatifs servent à l'évacuation de la bile, quand il y a embarras gastrique. Ils consistent en 10 à 15 grammes de sulfate de soude mélangés à 3 à 4 grammes de bicarbonate de soude et administrés, le matin à jeun, dans du bouillon de cerfeuil et de laitue.

Si la congestion menace de s'enflammer, il ne faut pas reculer devant une application au périnée de six à dix sangsues, suivant la force du sujet, posées une à une ou deux à deux, de manière à maintenir l'écoulement sanguin pendant deux ou trois heures.

Contre le spasme, on emploiera les calmants, appliqués dans le rectum, de préférence à leur introduction par la bouche. Dans 150 grammes d'eau de lin ou de guimauve sirupeuse on délaiera un jaune d'œuf, après addition de 20 centigrammes de camphre pulvérisé. Pour le rendre plus calmant, on peut additionner ce lavement, de laudanum de Sydenham, dix à quinze gouttes, d'extrait de jusquiame 2 à 5 centigrammes, de bromure de potassium ou chloral 2 à 3 grammes. Les petits lavements sédatifs doivent, à mon sens, contrairement à l'opinion de Reliquet, être injectés dans l'ampoule rectale avec une canule courte.

Au déclin du spasme, car dans la période aiguë ils sont assez mal supportés, on peut remplacer les petits lavements par des suppositoires à la jusquiame et à l'iodoforme :

```
Extrait de jusquiame.................     0,05 centigr.
Iodoforme  pulv....................       0,10     —
Beurre cacao.......................       3 gr.
Cire blanche.......................       q. s.
```

A l'extrait de jusquiame on peut substituer celui d'opium à la dose de 0,02 centigrammes.

Une fois le spasme complètement calmé, et pour modifier et tarir la sécrétion pathologique de la prostate, on donne les balsamiques : goudron, santal, essence de térébenthine ou térébenthine de Venise. Certains états généraux demandent des médicaments spéciaux. Les arthritiques se trouveront bien des balsamiques, de la liqueur de Fowler et de bains arsenicaux, 6 à 8 grammes d'arséniate de soude pour un grand bain. La liqueur de Fowler et les bains arsénicaux conviennent de même aux herpétiques. Si l'arthritisme se complique de gravelle urique, on prescrira un demi-verre d'eau de Vichy à chacun des deux principaux repas. Aux lymphatiques, et surtout aux tuberculeux, on prescrira le rhum créosoté, 15 grammes pour un litre. On débutera par une cuillerée à café matin et soir dans un demi-verre d'eau, aux repas. Tous les trois jours, on augmentera d'une cuillerée à café matin et soir, jusqu'à ce qu'on soit arrivé à deux cuillerées à bouche par jour (Reliquet). Il ressort de ce que nous avons dit des inconvénients d'un prépuce ou d'un méat trop étroits ou à orifice mal placé, qu'il faudra débrider ou rectifier l'un et l'autre.

Le régime devra être l'objet d'une attention particulière. Chez tous ces malades, l'usage plus ou moins exclusif du lait est excellent : il tempère les urines acides et entraîne les phosphates de celles qui sont alcalines. Après le lait, on recommandera les viandes blanches et les légumes verts non acides cuits : chicorée, laitue, pissenlit. Puis viendront le poisson bouilli, les viandes rôties, les salades peu vinaigrées. On s'abstiendra de tomate, d'oseille, d'aubergine, d'asperges, de pommes crues, d'orange, de citron, de crustacés, de coquillages. On boira du vin de Bordeaux avec beaucoup d'eau.

HYPERTROPHIE DE LA PROSTATE

Appelée engorgement par Civiale, myome par Harrison, tumeur bénigne par Le Dentu, cette maladie, désignée plus généralement sous le nom d'hypertrophie prostatique, donné par Baillie, n'est, en réalité, que la localisation prostatique d'une sclérose commune à toute la partie de l'arbre urinaire, allant de l'orifice uréthro-vésical aux reins, inclusivement, et qui, loin de toujours augmenter le volume de la prostate, le diminue, au contraire, quelquefois.

L'étude de cette transformation doit s'étendre à tous les organes qui la subissent, mais particulièrement à la prostate et à la vessie dont les lésions sont simultanées, semblables et connexes, et donnent naissance à un ensemble symptomatique tout à fait spécial.

ANATOMIE PATHOLOGIQUE. — Quand on examine les tranches d'une coupe de prostate hypertrophiée faite au niveau du verumontanum, on voit saillir de leurs surfaces de petites masses arrondies, blanches et dures, dont quelques-unes peuvent s'énucléer facilement et même s'éliminer spontanément. Leur volume varie de celui d'un pois à celui d'une noisette, et leur nombre est en raison inverse de leur dimension. Fréquentes surtout dans les points où siègent les culs-de-sac glandulaires, elles ont toujours leur centre occupé par l'un d'eux.

La capsule fibreuse qui enveloppe la glande envoie entre ces masses glandulaires de nombreux prolongements de tissu cellulaire sclérosé, mélangé à quelques fibres musculaires lisses atrophiées, qui les empêchent d'être comprimées.

Ce sont ces petites tumeurs qui augmentent le volume de la prostate.

D'autre part, comme leur siège varie, qu'elles occupent les lobes latéraux où elles sont nombreuses, qu'il y en a au-dessus, au-dessous, et sur les côtés de l'urèthre, dans lequel elles font saillie, et dans le lobe moyen qui soulève alors la paroi vésicale inférieure, on conçoit toutes les déformations qu'elles produisent.

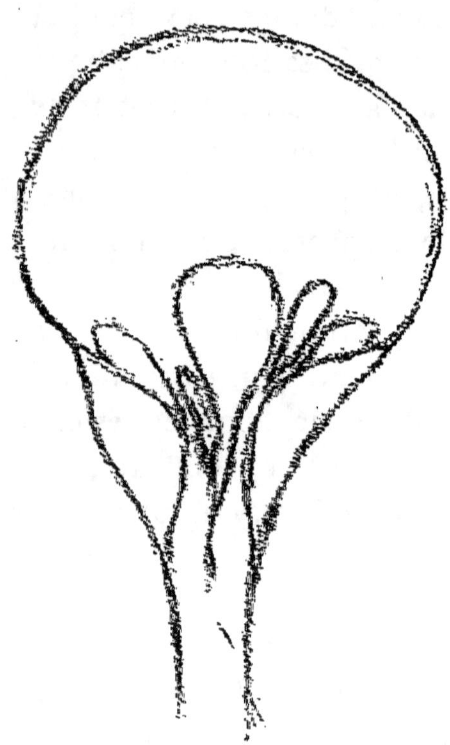

Fig. 14.
Hypertrophie formant des lobules.

Les lobules hypertrophiés forment de véritables kystes aux dépens des culs-de-sac glandulaires qu'ils renferment et qui se dilatent en se remplissant simultanément de cellules granulo-graisseuses, mélangées à de nombreux sympexions.

Le tissu fibro-musculaire s'épaissit et le tissu conjonctif péri et intra-glandulaire passe à l'état fibreux, en étouffant les culs-de-sac glandulaires, mais sans faire disparaître l'hypertrophie, entretenue par la prolifération du tissu conjonctif.

En somme, l'hypertrophie de la prostate résulte de la prolifération de son stroma, enveloppant des tumeurs constituées par les culs-de-sac glandulaires dilatés et dont l'ensemble forme des *fibromes glandulaires* (Launois).

La dilatation isolée des culs-de-sac glandulaires, à l'exclusion du stroma atrophié, constitue la prostate adénoïde, c'est-à-dire une exception.

Des lésions vasculaires, consistant en une sclérose des artères prostatiques, compliquent toujours l'hypertrophie de la glande. Cette sclérose rétrécit le calibre des artères, tandis que, par contre, les veines périprostatiques, dilatées et gorgées de sang, ont leur paroi amincie. Les veines intra-prostatiques subissent le même sort et leur dilatation, surtout marquée autour de l'urèthre, explique les hémorrhagies produites par le cathétérisme.

Ce qui frappe tout d'abord dans une prostate ayant subi les transformations précédentes, c'est l'augmentation de son volume, quoiqu'elle ne soit pas absolument constante et que, comme nous l'avons dit, il soit diminué dans quelques cas exceptionnels.

L'augmentation de volume varie beaucoup, la prostate hypertrophiée pouvant atteindre la grosseur d'une pomme d'api, d'une mandarine, d'une orange de Malte, et même d'une noix de coco.

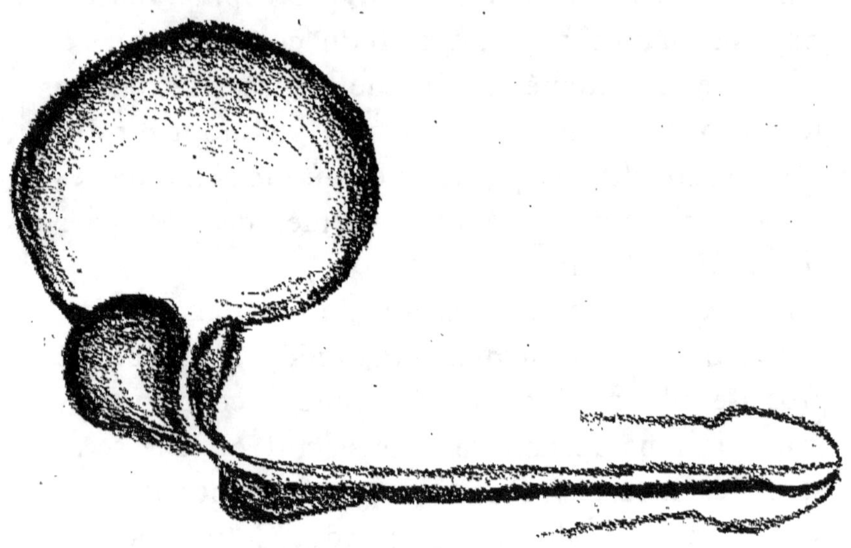

Fig. 15. — Hypertrophie prostatique généralisée.

L'hypertrophie est *excentrique* ou rectale, quand la glande bombe dans le rectum ; *concentrique* ou uréthro-vésicale, quand elle fait saillie dans l'urèthre ou la vessie. Ces deux formes coexistent le plus souvent, sans que leur développement soit nécessairement égal.

L'augmentation de volume de la prostate, ordinairement symétrique et générale, se localise quelquefois aux lobes latéraux, au lobe moyen ou à la commissure antérieure. Dans certains cas, elle est asymétrique, l'un des lobes latéraux prédominant sur l'autre.

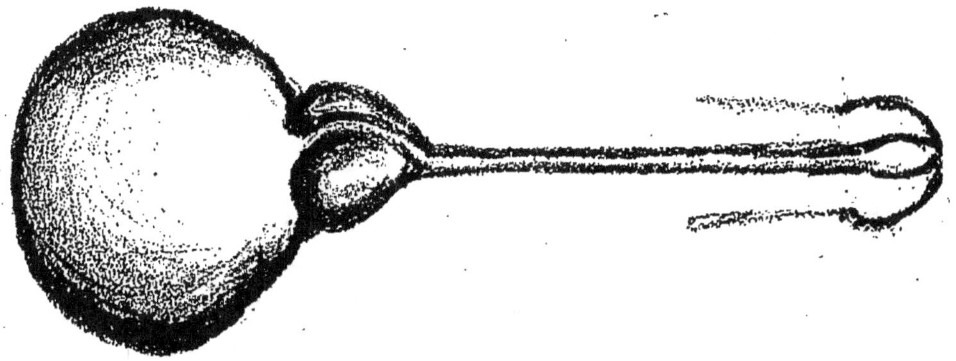

FIG. 16. — Hypertrophie du lobe droit.

La portion de prostate située en avant de l'urèthre n'étant pas ordinairement atteinte par l'hypertrophie, n'entre pour rien dans notre description.

Une des conséquences les plus immédiates et les plus importantes de l'hypertrophie prostatique, consiste dans les déviations qu'elle fait subir à l'urèthre et à la vessie.

L'hypertrophie générale, c'est-à-dire à peu près égale des trois lobes prostatiques, produit un *allongement* et un *aplatissement* de la partie profonde de l'urèthre. De 3 centimètres, sa longueur normale, la portion prostatique peut atteindre jusqu'à 7 centimètres. L'aplatissement change le cylindre formé normalement par l'urèthre profond

en une fente pubio-rectale de 20, 30 et même
45 millimètres.

Les parois latérales de cette fente, dures et résis-
tantes, sont constituées par les lobes latéraux dont
les surfaces, de forme cylindrique, s'appliquent

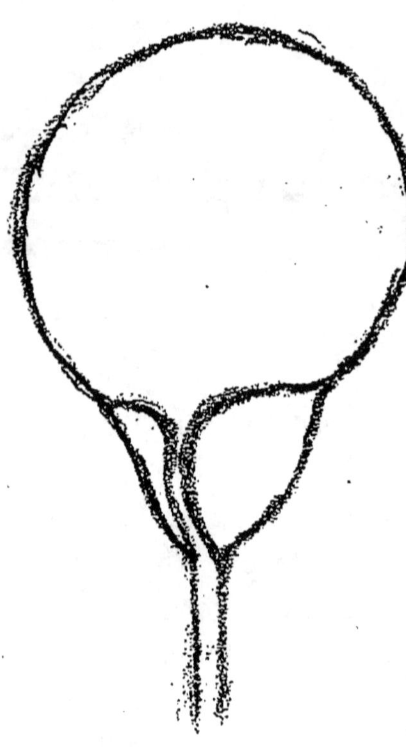

fortement l'une sur
l'autre par leurs som-
mets. Il en résulte
qu'ils oblitèrent la
partie centrale du
canal et laissent, en
avant, vers le pubis,
et en arrière, du côté
du rectum, deux con-
duits triangulaires par
où passent l'urine ou
les instruments qui
doivent toujours pré-
férer l'antérieure, la
paroi supérieure de
l'urèthre qu'ils sui-
vent, dans ce cas,
n'étant jamais défor-
mée.

Fig. 17.
Hypertrophie du lobe gauche.

Dans l'hypertrophie totale, le canal, moins dévié
que dans les hypertrophies partielles, est cependant
plus ou moins soulevé et porté vers le pubis.

Les deux lobes latéraux également développés,
face à face, avec un lobe médian normal, ne font
subir au canal aucune déviation différente de la

précédente. Mais, quand l'un devient plus volumineux, il repousse la paroi opposée du canal en lui faisant subir une déviation concave qui emboîte le lobe hypertrophié. Or, la partie profonde du canal étant en même temps soulevée, il en résulte une double déviation, à droite ou à gauche, et en haut.

Mais les deux lobes latéraux se développent quelquefois en avant l'un de l'autre, produisant chacun les transformations précédentes, en sorte que le canal se trouve dévié alternativement de chaque côté, en formant une sorte d'S, et en haut.

Le lobe moyen s'hypertrophie *du côté de l'urèthre* ou *de la vessie*.

Dans l'urèthre, il en soulève le fond si brusquement qu'il le coude à angle très aigu. Il

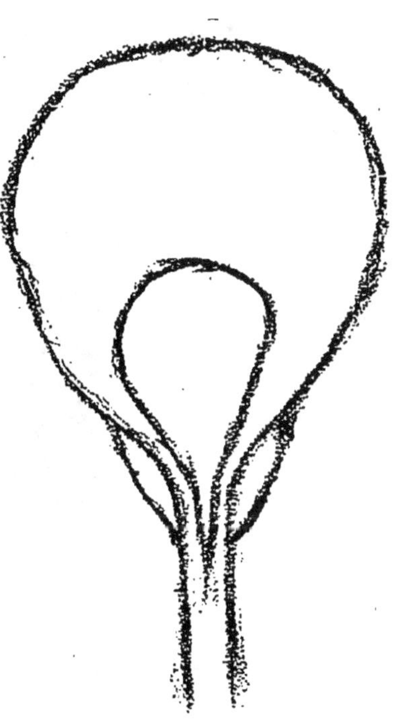

FIG. 18

Hypertrophie du lobe médian.

élargit, en outre, transversalement l'orifice uréthro-vésical qui prend la forme d'une fente concave inférieurement, dont les extrémités livrent passage à l'urine et aux instruments par deux rigoles longeant ses deux côtés.

L'hypertrophie du lobe médian n'est pas toujours

aussi régulière, et il arrive que, lobulée au lieu de sphérique, sa surface est creusée de plusieurs sillons.

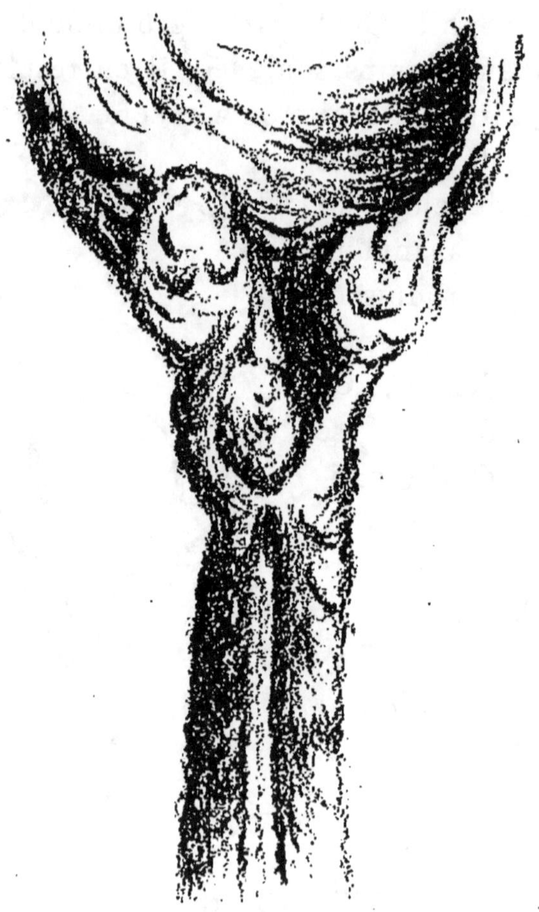

FIG. 19. — Lobe médian développé dans l'urèthre.

Quand il se développe du côté de la vessie, le lobe médian y forme une saillie en *croupion de pou-et* (Guyon) ou une *barrière transversale*. Dans le premier cas, la tumeur est sessile ou pédiculée.

Sessile, elle simule quelquefois un champignon à
chapeau régulier ou lobulé ; pédiculée, un polype
très mobile qui forme clapet quand le malade est

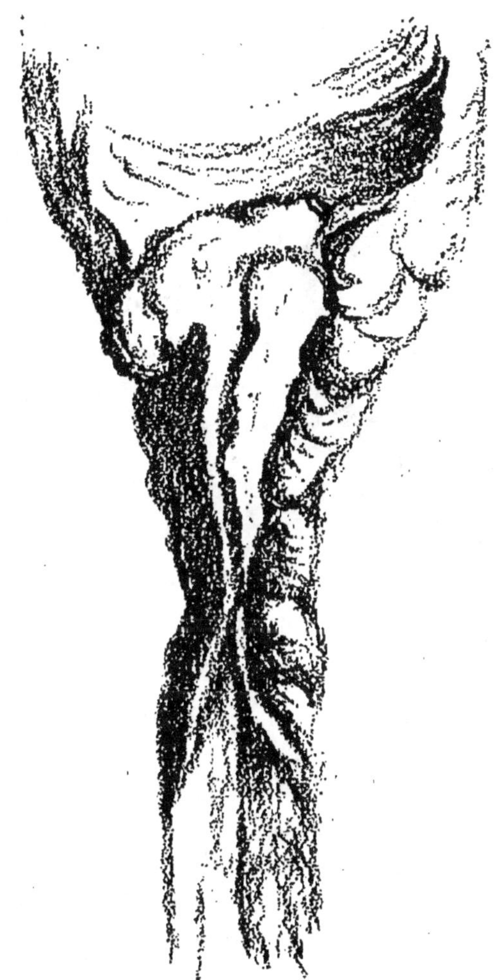

Fig. 20. — Lobe médian développé en partie dans
l'urèthre et la vessie.

debout, et l'empêche d'uriner. Dans le second cas,
la barrière forme avec l'urèthre un coude très

accentué et très difficile à franchir pour la sonde.

Dans quelques cas très rares, on a vu le lobe médian s'enfoncer comme un coin dans l'orifice uréthro-vésical et, en le maintenant béant, donner lieu à une incontinence d'urine avec vacuité de la vessie.

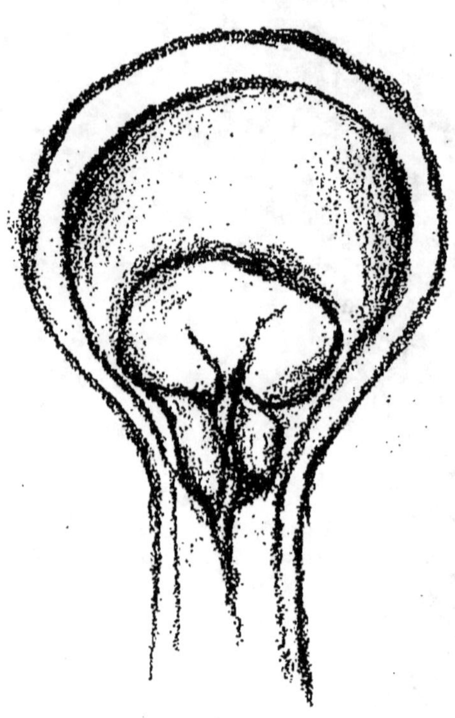

Fig. 21. — Sillons formés par la prostate hypertrophiée.

Les transformations vésicales causées par l'hypertrophie prostatique ne sont pas moins importantes que les précédentes.

Outre que, comme nous l'avons vu, le développement du lobe médian élargit en une fente transversale, à concavité inférieure, l'*orifice uréthro-vésical*, il peut se faire, qu'en cas d'hypertrophie latérale, cette fente ait sa concavité tournée à droite ou à gauche, de même qu'elle peut être comme festonnée, si plusieurs lobes sont hypertrophiés en même temps.

La projection envoyée dans la vessie par le lobe médian peut être volumineuse au point d'en diminuer la capacité ; mais sa conséquence, de beaucoup la plus importante, est la formation, en arrière du trigone, d'une dépression appelée *bas-fond*, dont les dimensions proportionnées à l'hypertrophie peuvent atteindre 8 centimètres de diamètre, 5 de profondeur, et devenir perceptibles au doigt qui pratique le toucher rectal, dans le cours d'une rétention d'urine.

L'obstacle opposé par l'hypertrophie prostatique au cours régulier de l'urine oblige les fibres musculaires de la vessie à des efforts croissants avec les lésions et qui ont pour conséquence la formation de saillies, appelées *colonnes*, dont l'une est constante et réunit l'un à l'autre les orifices des uretères, en divisant la vessie en deux.

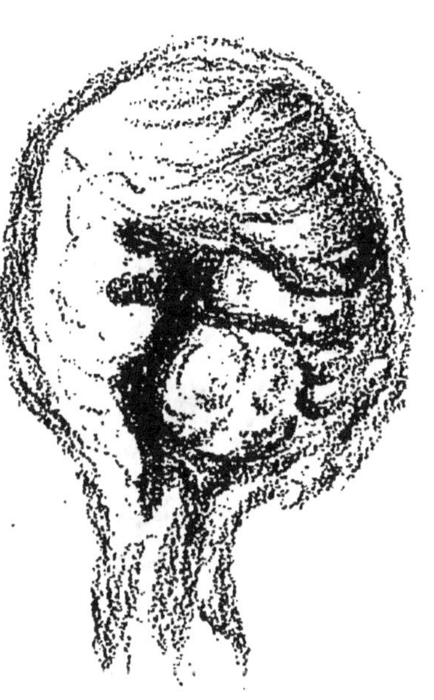

FIG. 22.
Déformation de la vessie.

Entre les colonnes, la muqueuse déprimée forme des *cellules* tantôt nombreuses et peu profondes, mais constituant quelquefois de véritables diverticules comparables à autant de vessies accessoires, et siégeant principalement sur les parois postérieures et latérales.

En dehors de ces dilatations partielles, la capacité de la vessie s'accroît en raison directe de l'hypertrophie et ne diminue que si elle est atteinte de cystite.

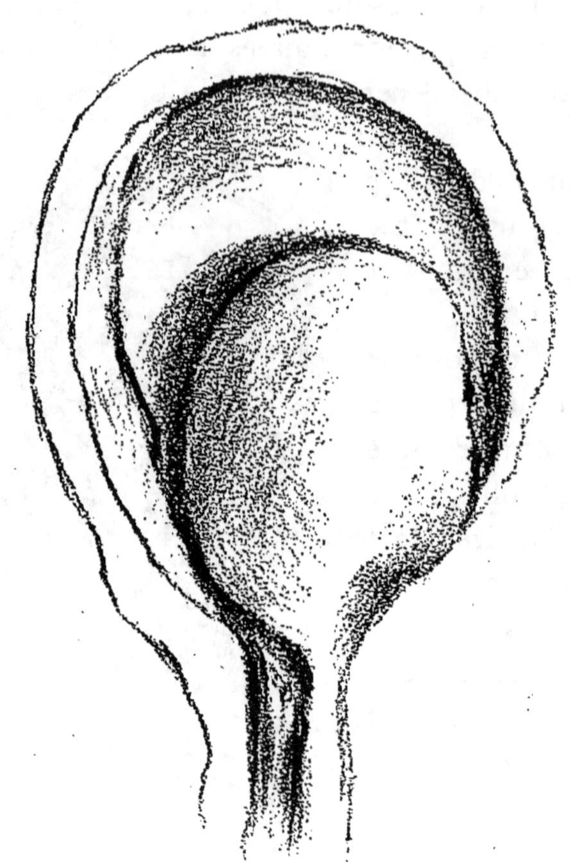

FIG. 23. — Vessie occupée et déformée par hypertrophie du lobe gauche.

Quant aux parois vésicales, toujours plus épaisses qu'à l'état normal, elles peuvent cependant être amincies quand leurs fibres musculaires ont été contraintes à de très grands efforts.

En dépit de l'hypertrophie, les contractions vésicales sont bientôt rendues impuissantes par la sclérose qui s'empare des fibres musculaires ; en sorte que la vessie devient inerte, quelquefois même avant d'avoir eu à lutter contre l'obstacle prostatique.

La muqueuse vésicale, confondue avec le tissu cellulaire sous-jacent auquel elle adhère intimement, ne glisse plus sur lui.

Les vaisseaux, gorgés de sang, sont d'autant plus congestionnés qu'ils sont plus voisins du col. Les veines dilatées, moniliformes, anastomosées entre elles, autour de lui et de la prostate, ont leurs parois amincies et contiennent des coagulations sanguines et

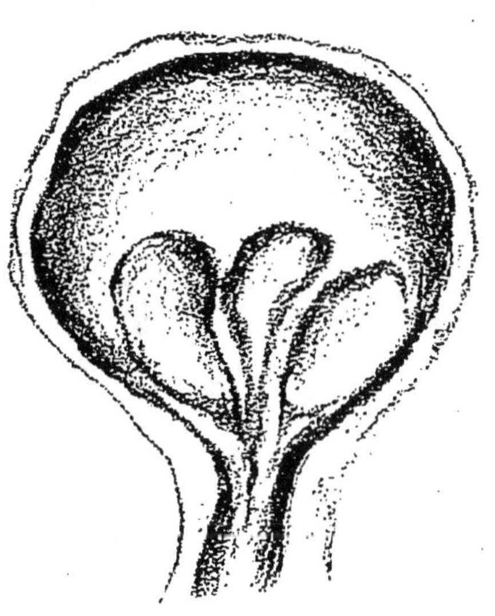

FIG. 24.
Hypertrophie formant tumeur.

des phlébolithes. Au niveau de l'orifice uréthro-vésical, les plexus qu'elles forment communiquent avec le réseau veineux superficiel qui recouvre la paroi vésicale antérieure.

Les lésions, comme nous l'avons dit, ne sont pas limitées à la prostate et à la vessie. Le calibre des uretères est élargi et leurs parois sont tantôt épaissies par prolifération du tissu cellulaire et des fibres musculaires lisses, tantôt amincies, sinueuses avec éperons internes, correspondant aux angles externes.

Les reins sont atrophiés, bosselés, parsemés, à l'extérieur, de kystes, variant du volume d'un grain

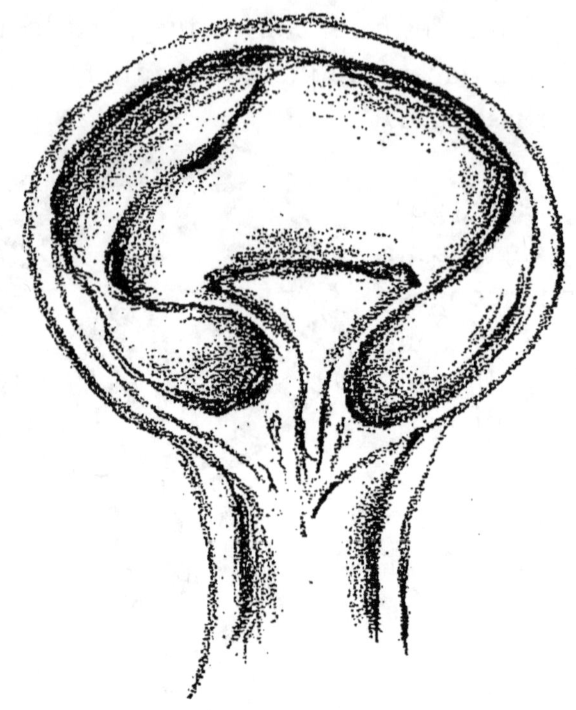

FIG. 25. — Épaississement des parois vésicales par projections des lobes hypertrophiés dans la cavité.

de mil à celui d'un grain de raisin ou d'un œuf, et dont quelques-uns renferment un liquide citrin. La couche corticale est aplatie. Il y a néphrite interstitielle et sclérose par endartérite et surtout périartérite.

La suppuration, en se propageant des organes urinaires inférieurs aux reins, produit le rein dit *chirurgical*, avec ou sans pyélite ou pyélo-néphrite et inflammation ou intégrité de l'enveloppe cellulo-graisseuse.

Quand l'urine est altérée, il se forme autour des tubes urinifères des foyers de leucocytes qui infectent le tissu cellulaire voisin. Les capsules de Bowmann sont entourées de pus et les tubes ulcérés laissent l'urine se mélanger au pus.

La substance corticale est aplatie. Il y a formation d'une quantité considérable de graisse se prolongeant, en dedans, jusqu'au sommet des pyramides, et, au dehors du hile, avec une masse de tissu cellulo-adipeux très épais.

PATHOGÉNIE. — L'hypertrophie prostatique, comme les autres modifications concomitantes, résulte de la prolifération du tissu conjonctif qui ne tarde pas lui-même à passer à l'état fibreux, en produisant une sclérose de ces organes due à l'endopéri-artérite des petits vaisseaux.

Tous les prostatiques sont, en effet, des athéromateux ayant les veines dilatées. Aussi, toutes les causes qui contribuent à les engorger peuvent-elles donner lieu à des troubles urinaires, en dehors du gonflement prostatique ou des obstacles à l'écoulement de l'urine. Il en résulte qu'on les observe chez des scléreux dont la prostate n'a pas grossi, et même chez la femme.

ÉTIOLOGIE. — Les scléroses urinaire en général et

vésico-prostatique en particulier, ont pour cause l'engorgement, la congestion des nombreuses veines intra et surtout périprostatiques, dont la dilatation augmente et persiste d'autant plus qu'elle coïncide avec une diminution du calibre des artères qui leur sont de beaucoup inférieurs en nombre.

Cette congestion est provoquée et surtout entretenue, cela se conçoit, par toutes les conditions qui favorisent et maintiennent la stase du sang dans les veines du bassin : les professions sédentaires et, en général, toutes celles qui exigent la station assise ou même debout au même point et dans la même position ; celles, à plus forte raison, où le corps est courbé en avant, comme chez l'homme de bureau, le laboureur et surtout le cavalier.

Les longs voyages en voiture et en chemin de fer, les repas prolongés, remplissent ces conditions.

Le coït incomplet dont l'éjaculation, en partie retenue, ne s'effectue pas dans les organes génitaux de la femme, les excitations génésiques, non suivies d'effet, sont, bien plus que la copulation régulièrement pratiquée et achevée, des causes de congestion prostatique.

On peut en dire autant des excès de nourriture et surtout de boisson qui, incontestablement, congestionnent les voies urinaires et, consécutivement, les organes génitaux qui leur sont si intimement unis. Tous les alcooliques ne sont-ils pas des scléreux ?

Le décubitus dorsal longtemps maintenu et le sommeil prolongé ont, tout en agissant par un mécanisme différent, une puissance congestive aussi pernicieuse que les excès vénériens.

Il en est de même des refroidissements généraux et locaux, de celui des pieds, en particulier, de la constipation et, surtout, de la retenue volontaire de l'urine, qui toutes deux congestionnent les veines en les comprimant.

Les hémorrhoïdes, si elles ne font pas naître l'hypertrophie de la prostate, coïncident souvent avec elle et favorisent et entretiennent certainement la congestion des veines qui l'entourent.

Mais, en somme, toutes les causes occasionnelles et prédisposantes données pour origine de l'hypertrophie prostatique et de la sclérose urinaire, n'agissent que sous l'influence de l'âge. Les cas, en effet, où on en observe les premiers symptômes avant cinquante-cinq ans, sont très rares ; de même qu'on ne les voit guère apparaître passé soixante-dix ans.

Ce fait acquis, l'explication en est probablement dans la tendance des tissus du vieillard à la sclérose spontanée. Chez lui, le calibre des artères étant diminué par une endopériartérite chronique, il en résulte fatalement une dilatation des veines plus appréciable et effective dans les organes où, comme la prostate, leur nombre est plus grand.

D'autre part, si on envisage l'ensemble des vieillards, on voit que le tiers seulement souffre d'hypertrophie prostatique. Ces exceptions nombreuses amènent à se demander pourquoi tous ne sont pas prostatiques, puisqu'ils sont tous artério-scléreux ? L'impossibilité de répondre à cette question semble démontrer que la cause intime de l'hypertrophie prostatique nous est encore inconnue; à moins peut-être qu'on ne la trouve dans la goutte, maladie un peu laissée de côté actuellement, mais dont beaucoup de prostatiques sont certainement entachés.

SYMPTOMATOLOGIE. — Quoi qu'il en soit, l'hypertrophie prostatique développe une série de symptômes qu'on peut diviser en trois périodes : la première, prémonitoire ; la seconde de stagnation urinaire, compliquée parfois de rétention complète, avec ou sans distension de la vessie ; la troisième de distension, avec incontinence.

Première période ou prémonitoire. — L'augmentation du nombre des besoins d'uriner est le premier symptôme de cette période, c'est celui qui frappe d'abord le malade, d'autant qu'il commence à se faire sentir la nuit. Au début, c'est la seconde moitié de la nuit que troublent les envies d'uriner ; fréquentes et rapprochées à partir de quatre heures du matin, elles se renouvellent toutes les nuits à la même heure, mais ne se font quelquefois sentir qu'au réveil ou après le lever, pendant la toilette, et même seulement dans la matinée.

Le décubitus dorsal exagère incontestablement

le nombre des besoins, mais bien moins que le sommeil, car l'individu couché jour et nuit urine plus souvent pendant la nuit. Le sommeil augmente non seulement le nombre des besoins, mais la quantité d'urine. En effet, qu'il se prive de boire le soir, et la nuit, l'urine du dormeur n'en sera pas moins plus abondante que le jour.

Les envies d'uriner plus fréquentes sont aussi plus difficiles à satisfaire. Le départ du jet n'est pas immédiat, il retarde ; sa sortie exige des efforts inaccoutumés et d'autant plus énergiques que l'urine a été retenue plus longtemps. C'est alors que des tiraillements sur la verge, l'accroupissement, l'inclinaison du corps en avant, la tête ou les mains appuyées sur un plan résistant, toutes positions favorisant l'effort, faciliteront l'expulsion de l'urine. La sortie du lit et une promenade passagère dans la chambre, l'expulsion des matières fécales du rectum, agiront de même en décongestionnant la prostate et l'orifice uréthro-vésical. Le refroidissement des mains trempées dans l'eau froide produit chez certains malades un effet aussi favorable, mais inexpliqué.

Si les modifications de forme et de volume du jet sont sans valeur, il n'en est pas de même de son manque de projection ; l'urine n'est plus projetée, elle tombe tout près, quelquefois verticalement ou même sur les chaussures du pisseur, son cours étant parfois interrompu.

L'effort, contrairement à l'action qu'il exerce

sur le jet du rétréci, reste ici sans effet et l'amincit ou l'arrête même au contraire quelquefois, car la vessie, ne se contractant plus, se trouve refoulée dans le bassin avec son contenu. Il en résulte une compression du rectum qui expulse des gaz et des matières fécales.

Quoi qu'il en soit, le malade à cette période vide toujours sa vessie, en dépit des troubles de la miction.

Mais ceux-ci n'en sont pas les seules caractéristiques. Des érections de nature spéciale lui impriment, en effet, un cachet particulier. Nocturnes, comme les envies d'uriner, provoquées comme elles par le décubitus et le sommeil, elles coïncident avec la plénitude de la vessie dont elles sont ordinairement la conséquence directe. Elles ne possèdent, dans tous les cas, rien des érections normales, puisqu'elles ne se prêtent pas à la copulation et tombent dans le coït avant l'éjaculation. Répétées, tenaces, elles sont fatiguantes et pénibles au point de constituer un tourment tel que j'ai vu un prostatique, relativement jeune, vouloir se tuer pour s'en délivrer.

A cette période, d'ailleurs, il n'y a ni fièvre, ni pyurie, ni polyurie, et, à part la constipation commençante, les troubles digestifs n'existent pas.

Dans tous les cas, ce n'est pas à l'obstacle formé par la prostate, mais à la congestion et à la sclérose commençante, qu'il faut attribuer les phénomènes précédents, puisque celui qu'opposent les rétrécissements et les abcès prostatiques au cours de l'urine ne les produit pas et qu'on les observe, au contraire, à l'époque de la ménaupose, chez la femme, dont l'utérus est alors soumis à de fréquentes congestions.

Deuxième période. — Durant cette période, les phénomènes congestifs persistent et s'aggravent. Mais ce qui la caractérise, c'est la rétention d'urine, conséquence de la formation du bas-fond de la vessie et de l'impuissance de ses parois à en chasser leur contenu.

La rétention est *complète* ou *incomplète*. La première est *aiguë* ou *chronique ;* la seconde, toujours *chronique*, existe avec ou sans *distension*.

La rétention complète aiguë est caractérisée par des efforts, incessamment renouvelés, qui provoquent une angoisse, une douleur, une agitation et des gémissements connus de tout médecin. Le diagnostic est fait par le malade lui-même, en sorte qu'il ne reste plus au praticien qu'à le vérifier, ce que le palper hypogastrique, combiné ou non avec le toucher rectal, permet de faire facilement.

La rétention complète chronique ne diffère de la précédente que par sa persistance plus ou moins prolongée, qui exige la continuation du cathétérisme pendant toute sa durée.

La rétention incomplète n'est autre que la stagnation ou le séjour permanent, dans la vessie, d'une quantité d'urine plus ou moins considérable. Elle s'établit insidieusement et se révèle plus par les symptômes généraux que par les signes locaux. Les malades se plaignent, en effet, plus souvent de fièvre et de dérangements des fonctions digestives que de troubles urinaires.

La stagnation urinaire a cependant pour premier symptôme d'établir l'égalité à peu près complète de fréquence des mictions, le jour et la nuit. Cette égalité résulte de ce que la vessie, perdant chaque jour, insensiblement, son pouvoir contractile, se laisse emplir tous les jours davantage, de telle sorte que ses parois arrivent à la *distension*. Ces envies d'uriner s'établissent avec une telle lenteur et sont si peu douloureuses qu'elles laissent le malade dans une fausse sécurité et l'inquiètent bien moins que la difficulté de ses digestions.

A cette période, et avec la stagnation, débute la *polyurie*, conséquence des lésions rénales commençantes. La quantité d'urine émise dans les vingt-quatre heures monte à 2 et 3 litres, avec une proportion plus forte la nuit que le jour. Cette polyurie est la conséquence de l'excitation réflexe produite sur le rein par la stagnation, car la polyurie s'abaisse quand on vide la vessie, ou quand il y a pyélonéphrite.

La polyurie est *limpide* ou *trouble* : limpide, quand le malade n'a pas été infecté ; trouble, dans le cas contraire, c'est-à-dire quand il a été septiquement sondé. Le trouble de l'urine disparaît alors très vite, par rassemblement du pus au fond du vase, s'il provient d'une cystite ; très lentement, quand il est le produit d'une pyélo-néphrite.

La constipation, naissante à la première période, grandit dans celle-ci, en augmentant la congestion du bassin, et complique des troubles digestifs plus graves: inappétence, pesanteur épigastrique, difficulté de la déglutition. Enfin, le thermomètre constate, en même temps, une élévation vespérale de la température.

Troisième période. — L'incontinence qui caractérise cette période ne doit pas être confondue avec la sortie involontaire, mais consciente, de l'urine, produite par les invincibles besoins de la cystite. Dans l'hypertrophie prostatique l'urine sort à l'insu du malade; sa vessie, toujours pleine et distendue, ne rejette que son trop plein, il y a miction par *regorgement* ; l'incontinence est vraie, tandis qu'elle est fausse dans la cystite, la vessie étant toujours vide.

Cette incontinence des prostatiques, toujours nocturne au début, diffère par ce caractère de celle des vieux rétrécis, qui commence toujours par être diurne. Mais, chose curieuse, son apparition ne diminue pas le nombre des besoins volontaires jusqu'à ce qu'elle soit aussi diurne et, enfin, permanente et continue.

L'incontinence est grave, car elle prouve que non seulement la vessie, mais aussi l'uretère et le rein, sont dilatés, sans chance de pouvoir jamais revenir par l'évacuation à leur calibre normal. Elle est, en outre, un avertissement au chirurgien que le malade ne doit être touché qu'avec la plus extrême prudence, sa résistance considérablement diminuée en faisant un terrain on ne peut plus défavorable à l'action des instruments.

Et, en effet, l'incontinence se complique des accidents les plus sérieux : fièvre franche ou larvée, se manifestant, dans le premier cas, par des frissons avec élévation de la température, dans le second, par cette dernière seulement ; troubles digestifs consistant en un embarras gastrique et une dyspepsie habituels, suivis de disparition de l'appétit, sécheresse de la bouche et de la langue rouge ou rôtie qui entrave la mastication ; dysphagie, soif ardente, nausées, alternatives de constipation et de diarrhée.

La polyurie, ordinairement trouble spontanément, le devient fatalement par le cathétérisme.

Les urines ne renferment ni sucre, ni albumine, ce qui est de peu d'importance dans le cas présent ; leur pauvreté en éléments minéraux en ayant une bien plus grande. Quant au pus qu'elles peuvent renfermer, il est toujours l'indice d'une complication inflammatoire.

COMPLICATIONS. — L'hypertrophie prostatique place la prostate, la vessie et les reins, dans un état d'imminence morbide auquel ces organes n'échappent pas, et dont les symptômes viennent compliquer ceux qui lui sont propres. Ce sont : la *prostatite*, la *cystite*, la *néphrite*, les *hématuries*.

La *prostatite* complique assez fréquemment l'hypertrophie prostatique, sans causer de vastes suppurations, d'autant plus exceptionnelles que le sujet est plus âgé. Mais il est non moins positif que, chez les vieillards, certains écoulements et les filaments uréthraux à large tête n'ont pas d'autre origine que des suppurations prostatiques limitées et multiples.

La fréquence de la prostatite n'est rien toutefois, comparée à celle de la *cystite* dont l'apparition est, en outre, extrêmement précoce dans bien des cas. Elle se manifeste par des envies de pisser, fréquentes, impérieuses, accompagnées de douleurs d'intensité variable et d'urines purulentes.

La cystite est *spontanée* ou *provoquée*, mais n'apparaît, dans les deux cas, que sous l'influence d'une cause occasionnelle.

Spontanée, elle survient consécutivement à l'action d'une cause n'agissant pas directement sur la vessie, mais produisant un état congestif qui lui-même engendre l'inflammation : refroidissement, retenue prolongée de l'urine, excès de boissons et de coït.

Provoquée, la cystite a pour cause un cathétérisme intempestif, septique ou maladroit. Intempestif quand, à la première période, on sonde un malade dont la vessie vide n'est rendue douloureuse que par la congestion ; ou à la seconde, et à la plus forte, à la troisième, quand on vide, sans précaution et d'un seul coup, une vessie pleine, distendue et dont les parois sont gorgées de sang. Il est presque inutile de parler des fausses routes ou de l'ensemencement, par la sonde, avec des matériaux septiques, d'un terrain tout préparé.

La cystite des prostatiques est *aiguë* ou *chronique.*

Aiguë, elle débute le plus souvent, tout à coup, par de très violentes douleurs, causées par un redoublement des envies d'uriner qui deviennent incessantes et provoquent des épreintes et des efforts dont le retentissement sur le rectum a pour conséquence l'issue des gaz et des matières fécales.

En même temps, l'urine, jusqu'alors limpide, se trouble, abandonnant un dépôt d'abondance variable, visqueux, dont l'odeur devient fétide, ammoniacale, et la réaction alcaline.

La fièvre s'allume et un amaigrissement, quelquefois extraordinairement rapide, démontre la profonde atteinte portée à l'économie tout entière.

L'état aigu persiste quelques jours, au bout desquels la douleur s'apaise peu à peu, les envies d'uriner devenant moins vives et les épreintes se calmant en même temps que les efforts. L'urine recouvre sa limpidité, quelquefois complète; la fièvre disparaît, en sorte que de cet orage il ne reste aucune trace, le malade revenant à l'état qui le précédait.

Malheureusement, la guérison complète est une exception, et le plus souvent la cystite passe à l'état *chronique.* Celui-ci peut, d'ailleurs, s'établir d'emblée, et, dans les deux cas, les urines offrent des caractères identiques : simplement purulentes d'abord, elles deviennent ensuite catarrhales.

Elles sont alors alcalines, d'odeur ammoniacale, parfois tout à fait fétides. Au début, elles ne contiennent qu'une quantité variable de cristaux de phosphate ammoniaco-magnésien, mélangés à des granulations de phosphate de chaux et de carbonate de chaux. Plus tard, l'ammoniaque aidant, les globules de pus déformés s'agglomèrent en masses visqueuses qui englobent les cristaux en formant des calculs dont l'extraction exige des lithotrities ou des aspirations répétées.

A ce moment, les reins eux-mêmes sont envahis par le catarrhe, et dans les calices et les bassinets se forment des dépôts identiques, dont la descente provoque des coliques néphrétiques, si ce n'est quand les uretères dilatés les laissent cheminer sans encombre.

Dans tous les cas, du reste, la cystite chronique est interrompue de temps à autre par des crises de cystite aiguë.

La *néphrite* complique toujours le catarrhe et la dernière période du prostatisme. Néanmoins, elle peut exister sans eux, être aiguë ou chronique, primitive ou secondaire. Primitive et aiguë quand, sous l'influence congestive, les lésions du rein ont évolué en dehors des complications vésicales. Elle éclate alors sous l'influence d'une des causes déjà décrites : refroidissement. fatigue, excès, et surtout intervention chirurgicale.

Secondaire et chronique, elle fait suite à la cystite, et si elle peut ne pas suppurer et peut-être même guérir dans le premier cas, ce qui est rare, elle suppure toujours dans le second, parce qu'elle est indissolublement liée à la pyélite dont l'existence est alors constante.

Les signes de la néphrite ne sont pas toujours évidents, et quand elle est subaiguë ou chronique, l'augmentation de la pyurie est souvent le seul symptôme qui la fasse reconnaître, une grande quantité de pus dans l'urine étant la preuve à peu près indubitable de la pyélo-néphrite.

Ordinairement, toutefois, elle se manifeste par le redoublement de la fièvre, qui est continue ou à accès répétés, l'aggravation des phénomènes digestifs, les vomissements surtout, l'amaigrissement, la faiblesse, la douleur rénale exaspérée par la pression.

L'*hématurie*, peu fréquente, mais facile à provoquer, est *spontanée* ou *provoquée*.

La première, plus rare que la seconde, survient sous la seule influence de la congestion du prostatisme qui engorge les vaisseaux en dehors de toute manœuvre ou provocation opératoire.

La seconde est la conséquence d'un cathétérisme intempestif ou inhabile. Intempestif, quand on a vidé trop vite ou trop complètement la vessie ; inhabile, quand la sonde a ouvert les vaisseaux prostatiques sous-muqueux. Ces hématuries ne sont, d'ailleurs, abondantes que par exception.

Marche, durée, terminaison. — La marche de la maladie est très lente, à ce point même que bien des malades, atteints d'hypertrophie prostatique, n'en meurent pas, parce que le rein, si atteint qu'il soit, possède l'heureuse propriété de suffire encore à sa fonction.

Si on recherche la durée des diverses périodes, on constate que la première, celle de congestion, est la plus longue, et qu'elle peut même durer indéfiniment, à l'exclusion des deux autres.

La période de rétention s'établit brusquement, pour arriver presque tout de suite à l'incontinence et menacer rapidement la vie des malades, ou lentement, pour finir encore par le regorgement, mais en débutant alors par la stagnation dont la durée est variable. La première période n'est, d'ailleurs, pas nécessaire à la constitution de la seconde, dont l'apparition peut être spontanée.

La période de rétention, traitée à propos par un cathétérisme régulier et habilement conduit, peut repasser à la première période. On a même vu la vessie recouvrer assez de puissance contractile pour se vider seule. Cet heureux résultat ne s'observe guère que si la rétention est survenue sous l'influence d'une cause occasionnelle : froid, excès, etc. Quand elle est spontanée, il n'y faut pas compter.

Heureusement, la rétention définitivement installée est compatible avec une longue existence. Il suffit, pour maintenir la santé en parfait état, de vider artificiellement la vessie aussi souvent qu'il est nécessaire.

Quand il y a stagnation et qu'elle n'a pas été traitée, la vessie peut acquérir assez de force pour la compenser et ne pas se laisser distendre ; seulement, l'effort, en augmentant la congestion spontanée, aggrave les lésions.

Malheureusement, la distension se produit ordinairement, avec tout le cortège des dilatations urinaires supérieures, qui s'établissent lentement et insidieusement.

L'incontinence ou miction par regorgement indique une vessie vaincue, incapable, par conséquent, de réaction, et dont le trop plein s'échappe au fur et à mesure de son arrivée. Elle indique la déchéance, non seulement de l'arbre urinaire tout entier, mais de toute l'économie elle-même, et un danger d'autant plus imminent que les accidents des autres périodes l'ont moins bruyamment annoncée.

C'est à cette période et contre cette incontinence que le chirurgien devra en user avec prudence. S'il reste inactif et inerte, son malade est perdu à brève échéance ; en le sondant, d'autre part, il risque de hâter la terminaison funeste. Tout la prépare, en effet : la congestion énorme de la vessie et la large communication, par l'orifice des uretères dilatés, de sa cavité avec les organes urinaires supérieurs, les reins surtout, en grande partie détruits. Que, dans ces conditions, une sonde vide trop rapidement ou trop complètement la vessie, la congestion se transforme en inflammation ; ou que, septique, elle ensemence l'urine, une néphrite infectieuse emportera le malade à brève échéance.

De ceci résulte que les précautions les plus minutieuses devront être employées pour sonder les malades. Si elles sont bien prises et que toutes les indications aient été exactement observées, le cathétérisme aura quelques chances de guérison plus ou moins complète.

La *durée* de l'hypertrophie prostatique, fort longue, en général, est cependant indéterminée par la raison que des complications inattendues peuvent l'interrompre. Un fait certain, c'est qu'on voit mal pisser pendant des années des vieillards dont, malgré cela, la vessie n'est pas distendue.

De tout ce qui précède il est facile de conclure à la *terminaison*. Si les lésions, une fois installées, sont inguérissables, les fonctions peuvent être maintenues régulières. Les complications inflammatoires, au contraire, sont susceptibles d'être évitées par l'hygiène ou de disparaître sous l'influence de soins bien entendus.

La mort, qui termine malheureusement souvent l'hypertrophie prostatique, n'est jamais causée par la cystite, ni l'hématurie, et résulte toujours d'une néphrite, le plus souvent secondaire chronique.

Le *pronostic*, très peu grave dans les deux premières périodes, dangereuses seulement par leurs complications, devient sérieux à la troisième, et cela d'autant plus que la vessie est plus distendue et que, par conséquent, les reins sont plus désorganisés.

Le *diagnostic* consiste à constater l'existence d'une hypertrophie prostatique et la période à laquelle elle est arrivée. Or, comme nous l'avons vu, l'hypertrophie de la prostate comporte trois périodes : une dans laquelle les malades vident leur vessie ; une dans laquelle ils ne la vident pas ; une de distension et d'incontinence.

La première période est caractérisée par la fréquence des besoins la nuit et leur normalité le jour. Leur répétition aussi fréquente le jour que la nuit, leur apparition régulière aux mêmes heures, indiquent que la vessie ne se vide plus. A ce fait il existe une exception : c'est quand la vessie, primitivement frappée d'inertie par sclérose musculaire, ne s'est montrée intolérante ni le jour, ni la nuit, l'exploration directe étant alors seule capable de faire le diagnostic.

Celle-ci se pratique par la *percussion*, la *palpation hypogastrique*, le *toucher rectal*.

La *percussion* et la *palpation isolée* ont peu de valeur, la vessie pleine bombant du côté du rectum, et, d'autre part, le voisinage des anses intestinales (quand même elles ne viennent pas s'interposer entre l'organe et la paroi, ce qui arrive souvent) fournissant de la sonorité. Dans les cas extrêmes, la matité existera certainement, mais sans plus d'utilité, puisque la saillie hypogastrique formée par la vessie sera visible à l'œil.

Le vrai moyen, physique pour ainsi dire, de diagnostiquer l'hypertrophie prostatique est le *toucher rectal* combiné au *palper hypogastrique*.

Pour rendre cette exploration utile, le malade doit être couché *sur le dos*, bien à plat, seule position permettant le toucher du rectum en même temps que le palper de l'hypogastre. L'index, très abondamment enduit de cérat, de cold-cream ou de vaseline boriquée, oint d'abord le pourtour de l'orifice anal du patient qu'il distend avec précaution, en pénétrant doucement dans le rectum, la pulpe en avant, et poussant jusqu'à ce que les autres doigts viennent buter sur les fesses.

Le palper hypogastrique doit pénétrer profondément et se rapprocher autant que possible du sacrum. La contraction des muscles droits étant à cela l'obstacle le plus sérieux, la paroi hypogastrique ne devra être déprimée que pendant l'expiration, car la concordance exacte entre cette dernière et la pression atteindra facilement le but. D'un autre côté, la main devra, sous peine de méconnaître les lésions, explorer les parties latérales, comme la ligne médiane, la vessie étant quelquefois déviée.

Quoi qu'il en soit, cette manière de procéder permettra d'explorer, non seulement la prostate et les vésicules séminales, mais la vessie.

La prostate, de volume variable, quelquefois

grosse au point que le doigt ne peut la surmonter, symétrique ou inégale, peut renfermer des noyaux qui ne forment pas corps étrangers, comme les tubercules, ou des indurations n'ayant pas la dureté pierreuse de celles du cancer.

L'absence de saillie prostatique dans le rectum ne voulant pas dire absence d'hypertrophie intra-uréthrale, et réciproquement, on en conclura que les constatations fournies par le toucher rectal ne sont pas absolues et que le cathétérisme peut devenir nécessaire.

Les vésicules séminales engorgées ou tuberculeuses seront senties à droite et à gauche de la ligne médiane de la base de la prostate.

La vessie pleine offre, tout à fait en haut, son bas-fond distendu et déprimé à ce point qu'il est proche de l'orifice anal et facile à sentir quand on déprime bien la paroi hypogastrique. La même manœuvre permet la rencontre de la main et du doigt quand la vessie est vide, excepté toutefois chez les obèses où elle est inefficace dans les deux cas.

Les troubles généraux et l'incontinence ne trompent pas sur l'existence de la troisième période ; mais la distension et l'incontinence n'étant pas nécessairement connexes, le médecin devra toujours se tenir en défiance contre l'existence larvée de la première.

Si, comme nous venons de le dire il y a un instant, le toucher rectal n'a pas donné, quant à la prostate, tous les renseignements cherchés, on les demande au cathétérisme uréthral. Celui-ci doit être pratiqué avec une bougie à boule percée n° 21. Introduite doucement dans le canal, elle donne exactement sa longueur totale et celle de la région prostatique. Pour cela, on la pousse jusqu'au fond du bulbe où un arrêt indique qu'on est arrivé. Marquant sur la tige de la bougie le point d'affleurement du méat, on continue à la pousser doucement jusqu'à ce qu'une goutte d'urine apparaisse à son orifice externe. On marque de nouveau le point d'affleurement du méat, à ce moment : la distance entre celui-ci et le premier, dont on retranche 1 centimètre 1/2, longueur de la région membraneuse, donne exactement celle de la région prostatique. Quant à la longueur totale du canal, la distance du dernier point d'affleurement à la pointe de la boule la mesure aussi parfaitement.

Légèrement conduite et poussée, avec observation attentive de toutes les sensations produites, la bougie à boule fournira ordinairement des données suffisantes sur les déformations de l'urèthre profond. La boule est, en effet, arrêtée par le lobe médian ou déviée à droite ou à gauche par les latéraux.

L'examen des projections de la prostate dans la vessie n'est utilement fait qu'avec un explorateur métallique, plein ou percé, à petit bec et courbure courte. Le siège du malade, couché, étant soulevé de 15 centimètres au-dessus des épaules, et l'explorateur poussé dans la vessie, on fait tourner son bec autour de l'orifice uréthro-vésical en rasant la paroi. Si le bec peut accomplir, facilement et sans arrêt, un cercle complet, c'est que, probablement, il existe un bas-fond.

Si, la pointe du bec étant en bas, on peut soulever le manche sans rencontrer d'obstacle, c'est qu'un bas-fond existe. Celui-ci peut cependant exister avec impossibilité de hausser le manche, quand il coïncide avec une projection du lobe médian en croupion de poulet. Alors, dans sa révolution autour de son axe, le bec est arrêté en bas, aussi bien à droite qu'à gauche, par un obstacle que l'observateur sent très bien siéger au milieu.

Quand c'est la projection d'un des lobes latéraux qui empêche la révolution complète du bec autour de son axe, on perçoit que l'obstacle placé sur le côté empêche de placer le bec horizontalement.

Dans tous les cas, pour mesurer le volume des projections, on en suit la surface avec le bec de l'explorateur, jusqu'à ce que, arrivé à son extrémité, il puisse tourner complètement et sans obstacle autour de son axe. La longueur de cette surface à partir du col est celle de la tumeur.

L'explorateur métallique permet, en outre, de constater l'état des parois vesicales : leurs colonnes, leurs cellules, leur sensibilité, leur distension, qui laisse enfoncer profondément la sonde, et leur capacité directement proportionnelle à leur écartement. Quant à leur puissance contractile, pour la constater, l'explorateur doit être une sonde et l'on doit faire coucher le malade de façon que, la contraction des muscles droits étant annihilée, celle de la couche musculaire vésicale expulse seule l'urine. Normal, le jet indique une couche musculaire intacte ; projeté avec force, il accuse une augmentation de la sensibilité vésicale ; tombant sans force, en bavant ou même s'arrêtant tout à fait, il prouve une inertie à peu près complète. Toute vessie distendue produisant un jet très fortement lancé au début, les caractères de ce-

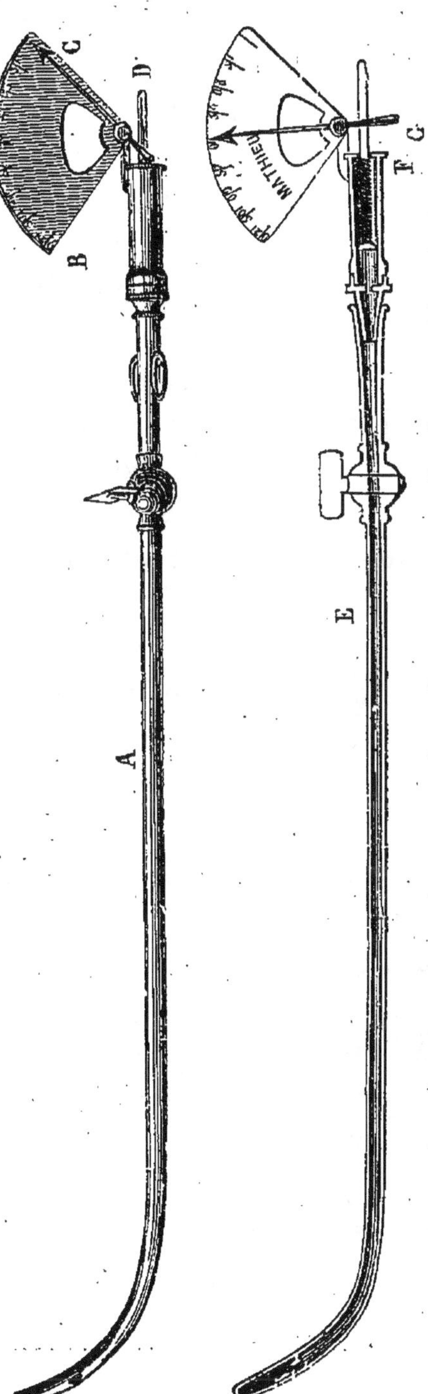

Fig. 26. — Sonde servant à mesurer la puissance contractile des parois vésicales.

lui-ci ne sont valables que quand elle s'est débar-
rassée de son trop-plein.

On se sert aujourd'hui, pour mesurer la force de
projection du jet de l'urine, de sondes spéciales.
déjà utilisées autrefois, et dont la figure ci-contre
donne une idée suffisante.

Les lésions rénales sont difficiles à distinguer au
début.

La cystite se révèlera par les envies incessantes
et pressantes d'uriner ; par le trouble, la purulence
et la transformation ammoniacale des urines, qui
est propre à la vessie ; par la sensibilité de cette
dernière au contact et à la pression.

L'origine de l'hématurie est indiquée par les phénomènes qui l'ont précédée.

Les néphrites confirmées produisent des urines
pâles, aqueuses, qui ne s'éclaircissent pas par le
repos comme celles de la cystite, et dont la couleur grise ressemble à l'eau mélangée à du sirop
d'orgeat. Celles de la cystite sont, au contraire,
colorées.

Les urines sont abondantes, pauvres en urée, et
par suite inaptes à la fermentation ammoniacale
et à la formation de dépôts visqueux.

Enfin, une grande quantité de pus prouvera
l'existence d'une pyélite et, presque certainement,
d'une pyélo-néphrite, l'une ne pouvant guère exister sans l'autre.

TRAITEMENT. — Le traitement doit d'abord être

hygiénique et médical, et combattre ensuite les complications engendrées par les diverses périodes de la maladie, et dont les indications varient.

Traitement hygiénique et médical. — L'hygiène, la meilleure sauvegarde des prostatiques, consistera avant tout à se préserver des refroidissements. L'homme de cinquante ans passés, dont les nuits seront troublées par des envies de pisser, devra, par conséquent, rechercher une température aussi égale que possible et, pour l'obtenir, éviter les grands froids de l'hiver et les chaleurs accablantes de l'été. Favorables par elles-mêmes, ces dernières sont, cependant, presque aussi dangereuses que les premières, en raison des refroidissements dont elles sont presque fatalement suivies.

Le prostatique fuira donc le vent, surtout humide et froid, et les courants d'air. Le froid aux pieds sera redouté par-dessus tout, car il n'en est pas de plus favorable aux congestions prostatiques.

C'est l'alimentation qui devra, après la température, faire l'objet de la plus constante attention du prostatique et de son médecin. Les repas ne seront ni copieux, ni surtout prolongés. Celui du soir devra être particulièrement léger, l'appétit n'en serait-il pas complètement satisfait.

Les mets, dans tous les cas, seront simplement préparés ; pas de cuisine savante. Des viandes rôties, grillées ou même bouillies, de bœuf, mouton ou poulet, conviennent parfaitement. Les œufs, le lait, le beurre, les légumes verts (les asperges, l'oseille, les tomates et les aubergines exceptées, car elles sont très nuisibles) ; les fruits cuits, qui agissent efficacement contre la constipation, sont des aliments de choix. On y ajoutera des dattes, des figues sèches ou fraîches, du raisin sucré, des cerises douces, des abricots, des prunes de reine Claude ; par contre, on évitera les pommes crues et les groseilles. Si la constipation est opiniâtre, les pains de seigle ou de son seront préférés à celui de froment.

Tous les mets destinés à provoquer un appétit factice, soit par leur arome, soit par leur fumet trop prononcés, tous ceux qui excitent l'estomac, le congestionnent et l'enflamment quelquefois : épices, condiments, truffes, cèpes, morilles, salaisons, gibiers faisandés, crustacés, saumon, maquereau, seront défendus. On se méfiera, pour la même raison, des fromages faits et aromatiques.

Le thé, le café, le vin pur ne seront pris qu'avec une extrême modération, et peut-être même est-il préférable de les proscrire complètement.

Quant aux vins de Bourgogne, de Champagne, Porto, Xérès et de liqueurs, ils ne paraîtront pas sur la table du prostatique. Il en sera de même du vin blanc, des liqueurs, de la bière forte surtout, des eaux minérales alcalines dites de table.

La seule boisson véritablement bonne pour le prostatique est le Bordeaux de quatre à cinq ans, coupé par deux tiers d'eau.

Non seulement le prostatique évitera les mets et

les boissons excitantes, mais encore n'usera-t-il qu'avec modération de ceux qui lui sont permis. Rien, en effet, ne lui serait plus préjudiciable que l'absorption d'une grande quantité de liquide dont il risquerait de ne retirer qu'une rétention d'urine complète.

Les préceptes précédents doivent, dans tous les cas, être dominés par une question de tact et de mesure qui exclut l'exagération et l'abus. L'alimentation du vieillard doit, en effet, être substantielle et reconstituante, et sa boisson suffisante à satisfaire sa soif.

La retenue volontaire et prolongée de l'urine étant, nous l'avons dit, une cause très efficace de congestion prostatique, le malade sera bien et dûment averti qu'il doit satisfaire au premier appel le besoin d'uriner, même en se sondant, si le cathétérisme est devenu pour lui une nécessité.

Sur les excès vénériens, ayant dit le nécessaire, nous n'ajouterons qu'un avertissement, c'est de ne pas faire durer le coït, sa prolongation étant encore plus nuisible peut-être que sa répétition : mais, convenablement espacé, il est plutôt salutaire, parce qu'il dégorge la prostate en vidant ses glandes.

La station prolongée soit horizontale dans le lit, pendant la nuit, soit assise pendant le jour, étant une cause très influente de congestion, le prostatique s'efforcera de dormir sur le côté et de ne pas prolonger les stations au café, en chemin de fer ou en voiture. Même chez lui, il changera de place de temps à autre, se promènera dans son appartement et préférera, pour s'asseoir, un siège canné à un fauteuil rembourré.

Contraint d'uriner la nuit, le malade ne restera jamais étendu pour le faire. Se lever, marcher quelque peu, favoriserait la sortie de l'urine, mais risquerait de le refroidir ; aussi, se contentera-t-il de pisser à genoux.

Le séjour au lit et le sommeil prolongés favorisant la congestion et augmentant le nombre des besoins, le prostatique devra abréger l'un et l'autre et ne pas le faire durer plus de huit heures.

Il ne se couchera, dans tous les cas, que trois heures après son dernier repas, une fois la digestion faite, et non sans s'être promené quelque peu, au moins dans son appartement.

L'exercice, en effet, lui est nécessaire à condition d'être modéré, la fatigue devant lui nuire autant que les autres excès. Aussi, il évitera les exercices physiques prolongés, la chasse trop longtemps poursuivie, en particulier, surtout par les mois froids de l'hiver. Cependant, de tous les exercices la marche lui est le plus favorable ; l'équitation et la bicyclette devant, par contre, lui être tout à fait interdites.

Il n'est pas jusqu'au vêtement qui doive être l'objet de l'attention du prostatique, la température du corps étant en relation directe avec lui. Celui qui s'applique directement sur la peau sera en laine, le fil étant absolument proscrit, et consistera en un gilet de flanelle et même, pour quelques-uns, plus exposés au froid, en une ceinture de flanelle. Le pantalon ne serrera pas la taille, de peur d'entraver le retour du sang vers le cœur. Le gilet sera long, la redingote croisée. L'habit laisse l'abdomen exposé au froid, aussi sa suppression dans l'armée française fit-elle diminuer les affections abdominales dans des proportions tout à fait sensibles. Les bas de laine, dont on se couvrira l'hiver, seront très souvent renouvelés, pour éviter l'humidité qui les imprègne très vite. En été, le coton remplacera la laine. La plus chaude chaussure d'hiver est la botte, qu'on remplace en été par le soulier recouvert d'une guêtre.

Au premier rang des moyens hygiéniques propres à combattre la congestion et à favoriser la régularité de la circulation dans le bassin, il faut placer la liberté du ventre. Or, les prostatiques, et cela est commun à toutes les périodes de leur affection, étant presque toujours atteints de constipation, il en résulte que le médecin devra mettre en usage tous les moyens capables de la faire cesser.

Ce n'est pas, bien entendu, avec l'aloès ou aucun drastique qu'on cherchera à la vaincre. L'huile de ricin et les sels neutres, la podophylle, le capsicum, l'ounymine et le cascara sagrada seront les seuls purgatifs qu'on emploiera. Pour éviter l'irritation produite sur le col et les envies d'uriner causées quelquefois par des selles copieuses et abondantes, le malade absorbera, quand elles commenceront à se faire sentir, quelques tasses de thé léger ou de bouillon d'herbes.

Les lavements seront, pour les prostatiques, un moyen de traitement encore plus efficace, parce que leur action, exclusivement locale, s'accomplit justement sur l'organe qu'il s'agit de décongestionner, et que, en le débarrassant de son contenu, ils y parviennent. Ces lavements doivent être composés d'une décoction ou d'une infusion émolliente : guimauve, sureau, graine de lin. On les prend chauds, 37 degrès, et abondants, un litre environ, au moyen d'un irrigateur terminé par une longue et large canule olivaire en gomme élastique. Le jet doit en être lent, de manière à ce qu'ils pénètrent et détachent plus sûrement les croûtes de matières fécales qui crépissent l'intestin et les masses qui oblitèrent l'ampoule rectale. C'est le matin de préférence qu'on doit administrer ces grands lavements. Le soir, au contraire, on n'en donnera que de petits. Les grands, ayant pour but unique de débarrasser le gros intestin, seront immédiatement rendus; ceux-ci seront, au contraire, gardés comme topiques. Composés, comme les précédents, d'un liquide émollient, une décoction de guimauve très épaisse, de préférence, du volume de deux verres à vin de Bordeaux, ils seront poussés dans l'ampoule rectale avec une canule courte, au moment de se mettre au lit. On pourra les remplacer par de véritables cataplasmes rectaux. Ayant préparé une bouillie de farine de graine de lin peu épaisse, on en pousse dans l'ampoule rectale, avec une seringue munie d'une très large canule, la valeur de deux verres à madère, qu'on conserve toute la nuit.

Divers médicaments ont été employés contre l'hypertrophie prostatique, dont je dois dire quelques mots, malgré le peu d'efficacité qu'il faut leur reconnaître. C'est d'abord la ciguë, vantée par Hunter, qui, administrée à hautes doses, a l'inconvénient de troubler les digestions, sans diminuer le volume de la prostate ; le chlorhydrate d'ammoniaque, plus efficace peut-être contre la transformation anatomique de la glande, mais qui décompose le sang avec une très grande rapidité, en produisant du purpura, des taches ecchymotiques, des hémorrhagies.

Le mercure n'a été employé qu'en raison de l'idée fausse d'anciens médecins regardant l'hypertrophie prostatique comme un résultat de la gonorrhée considérée alors comme de nature syphilitique.

Quant à l'iode, resté dans la pratique sous forme d'iodure de sodium, très employé aujourd'hui contre l'artério-sclérose, ce serait une bien grosse méprise que de croire à son efficacité réelle contre l'hypertrophie prostatique elle-même. Il doit même, à mon sens, être laissé de côté pour peu que la vessie soit irritable et enflammée, car il n'existe pas d'agent irritant plus certain de la muqueuse urinaire.

La première période étant, comme nous l'avons

vu, celle des accès congestifs, c'est à les calmer que devra tendre la thérapeutique. Pour y arriver, c'est aux solanées vireuses : belladone, datura stramonium, jusquiame, qu'il faudra recourir d'abord et qu'on administrera en lavements, en suppositoires ou par la bouche.

En lavement, il suffira d'additionner celui du soir de 5 centigrammes d'extrait d'une des plantes précédentes.

Les suppositoires, quelquefois mal supportés et souvent gênants, sont, en outre, moins efficaces. On les prescrit selon les formules suivantes :

```
Ext. belladone.........................   o gr. 02
Beurre cacao...........................   4 gr.
Cire blanche ..  ......................   q. s.
```

pour un suppositoire, le soir en se couchant.

Dans cette formule, on remplace la belladone par le datura ou la jusquiame, et on peut y ajouter sans inconvénient 3 centigrammes d'extrait de ciguë.

Par la bouche, ces médicaments, quoique moins actifs que par le rectum, sont, cependant, encore efficaces et se prescrivent comme suit :

```
Ext. de belladone, de datura ou de jus-
    quiame.................. ..................   o gr. 01
```

pour une pilule, trois à cinq par vingt-quatre heures.

Même à ces doses, les solanées vireuses doivent

être surveillées, non pas à cause de leur toxicité, mais parce qu'elles agissent quelquefois si énergiquement sur la fibre musculaire qu'elles la paralysent et empêchent le malade de pisser.

Après les solanées vireuses on a eu recours à la valériane qui, malheureusement indigeste, a cependant quelquefois donné de bons résultats, seule ou associée aux médicaments précédents en poudre ou en extrait :

Poudre de valériane................ 1 à 2 gr.

pour un paquet, à prendre dans du pain azyme, aux repas, ou :

Ext. valériane.. .... o gr. 10
Poudre................................ q. s.

pour une pilule: deux à quatre et plus à chacun des trois repas.

Poudre de valériane................ 1 à 2 gr.
—   belladone, de datura ou de jusquiame...................... o gr. 02

pour un paquet, dont un à chacun des repas.

On pourrait penser aux bromures, mais ils n'ont pas, contre les contractions vésicales, une efficacité réelle.

L'opium et les médicaments qui en dérivent, la morphine en particulier, seraient encore les plus efficaces contre les contractions de la vessie. Malheureusement, ils favorisent les congestions. Aussi n'y aura-t-on recours que si le malade est tourmenté par la douleur. C'est alors la morphine en injections sous-cutanées qui aura la préférence et ensuite le laudanum de Sydenham dont on ajoutera dix à douze gouttes au lavement du soir ; puis, les badigeonnages de l'hypogastre avec trente à quarante gouttes de cette même substance. On pourrait aussi additionner les suppositoires d'un centigramme de sulfate de morphine.

A tous ces moyens, chez les gens secs et nerveux, on ajoutera des grands bains à 32 degrés ; chez les pléthoriques, cinq ou six sangsues appliquées, l'une après l'autre, en avant de l'anus, au moment des crises, et suivies, le lendemain, d'un purgatif salin.

Enfin, on recommandera au malade de modérer les efforts pour uriner auxquels le sollicitent les épreintes, et qui augmentent la congestion.

Le traitement précédent, s'il peut encore être utile à la deuxième période, doit le céder à la sonde dont la nécessité est alors absolue, puisque le malade, ne vidant plus sa vessie, doit, malgré ses appréhensions et sa répulsion, subir le cathétérisme. Celui-ci est nécessaire même alors que la vessie se vide, mais avec des efforts si violents qu'ils la congestionnent ou l'enflamment.

D'autre part, le cathétérisme pouvant être dangereux quand la vessie est distendue, le praticien devra se livrer à un examen attentif de son malade.

Enfin, quand on se trouve en présence d'une stagnation compliquée de phénomènes congestifs aigus, caractérisés par des envies fréquentes et douloureuses, mais effectives, d'urine, c'est au traitement indiqué tout à l'heure, solanées vireuses, mais surtout lavements laudanisés, boissons émollientes, bains prolongés, cataplasmes hypogastriques, sangsues au périnée, qu'il faudra demander d'abord le retour au calme de la vessie. S'ils ne le donnent pas, on n'hésitera pas à recourir à la sonde. L'efficacité de cette dernière sera, comme pour beaucoup de choses, d'ailleurs, la meilleure preuve de son utilité; aussi, si elle ne soulage pas, sera-t-il plus sage de ne pas s'obstiner dans son emploi. Mais, quand elle calme les épreintes, quand elle éloigne les envies, il faut l'employer alors même qu'elle irrite le canal, quitte à la laisser à demeure.

L'instrument le plus facilement supporté, à cause de sa souplesse, et, par conséquent, le meilleur, est la sonde en caoutchouc vulcanisé. Enduite de vaseline liquide phéniquée à 5 pour 100, de préférence à l'huile qui est vite infectée et qui dissout le caoutchouc, on la pousse jusqu'à la paroi postérieure de la vessie, pour la ramener ensuite vers son col, de manière à en vider tous les diverticules.

Malheureusement, cette souplesse, qui en fait un instrument si peu douloureux à l'urèthre et si facilement tolérable, la rend impuissante, dans beau-

coup de cas, à surmonter les obstacles élevés par
la prostate hypertrophiée dans le fond du canal, et

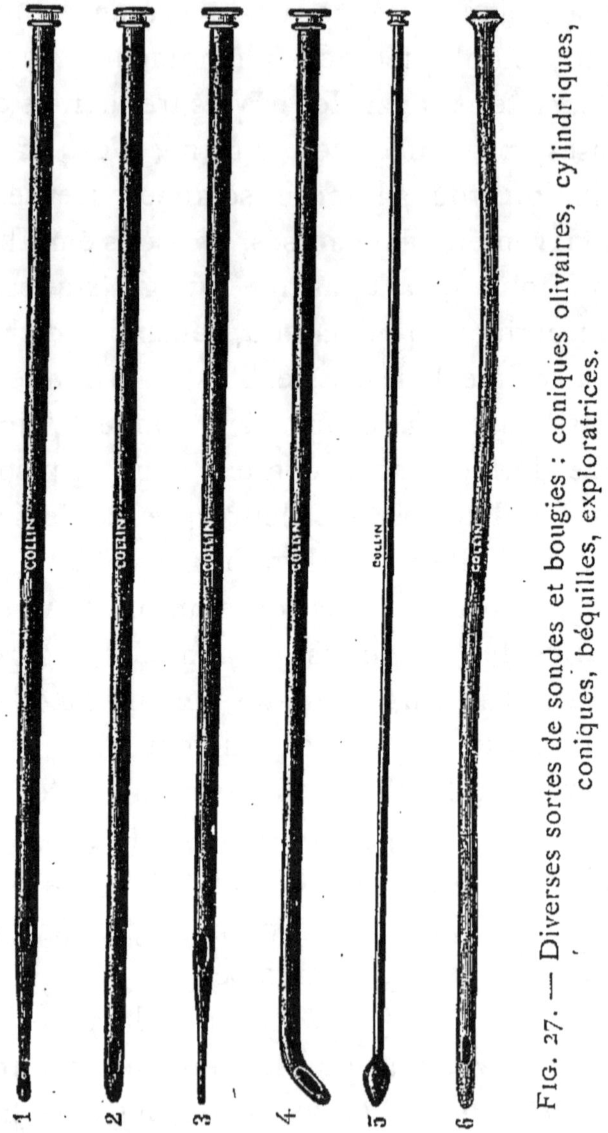

FIG. 27. — Diverses sortes de sondes et bougies : coniques olivaires, cylindriques, coniques, béquilles, exploratrices.

force à la remplacer par la sonde en gomme élastique.

Celle-ci ne doit pas être conique, car sa pointe pourrait s'enfoncer dans les lobes prostatiques suré-

levés, mais coudée ou bicoudée, avec ou sans mandrin. Dans certaines circonstances même, les instruments, en gomme ne suffisant plus, il faut recourir aux sondes métalliques à grande courbure. Ces instruments, dont la pointe suit toujours la paroi supérieure du canal, sans danger de fausses routes, ont, en outre, l'avantage de présenter à la prostate un bord qui glisse sur elle sans pouvoir y pénétrer.

Le cathétérisme est d'abord tenté avec une sonde simplement coudée; puis, en cas d'échec, avec une sonde bi-coudée; et, enfin, si on n'a pas réussi, avec une sonde à grande courbure, métallique au besoin.

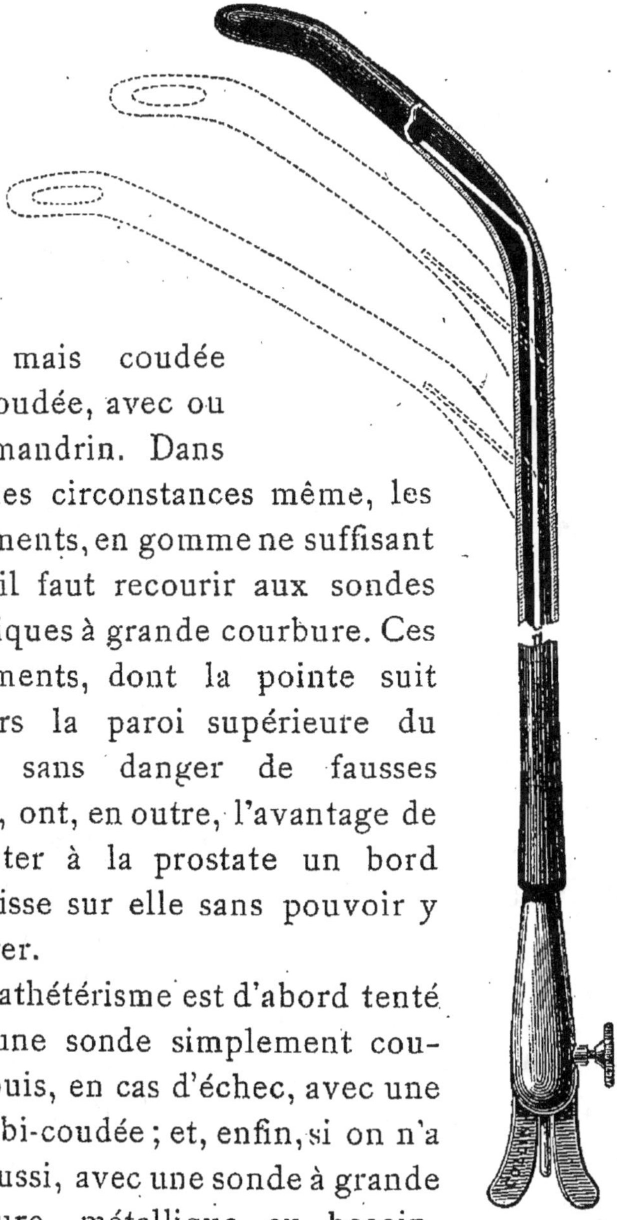

Fig. 28. — Sonde bi-coudée au moyen d'un mandrin n'arrivant pas jusqu'à la pointe, de manière à conserver au bec sa flexibilité.

Dans chaque cas, d'ailleurs, si l'instrument est arrêté dans sa marche, on doit en soulever et pousser le bec vers la vessie avec l'index introduit dans le rectum.

Il est de toute nécessité d'avoir toujours un mandrin en métal muni d'un large curseur conique à vis. Avec ce mandrin et une sonde simplement coudée, on peut façonner à volonté une sonde bi-coudée ou à grande courbure qui doit répondre

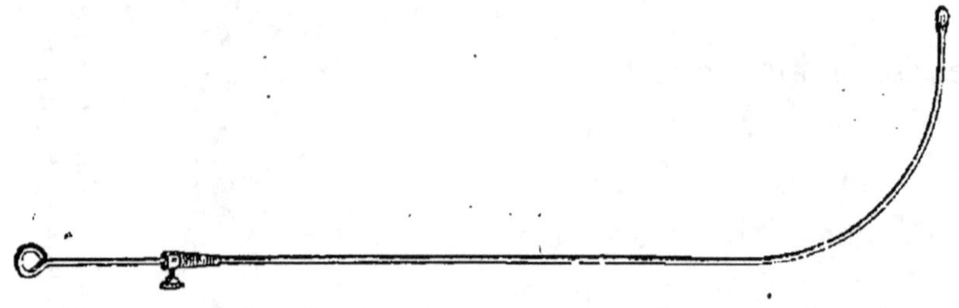

Fig. 29. — Sonde dont la grande courbure est donnée par un mandrin.

à un tiers de cercle de 10 centimètres de diamètre environ. Le curseur conique enfoncé dans l'orifice externe de la sonde et fixé par la vis sur le mandrin, facilite beaucoup le maniement de la sonde.

D'une façon générale, les sondes employées chez les prostatiques ne doivent pas être d'un trop petit diamètre, le n° 16 convenant généralement, et n'être percées que d'un seul œil, à bords bien mousses, près de leur extrémité.

Quand la vessie saigne, il faut se servir d'une sonde aussi large que possible et dont le bec soit percé de deux œils très grands qui laissent les caillots sortir plus facilement

Si, en dépit de la variété des instruments et des tentatives, un échec a suivi, la ponction capillaire aspiratrice s'impose et doit être immédiatement et aussi souvent pratiquée qu'il est nécessaire. Grâce à la déplétion qu'elle procure, le système veineux du bassin se dégorge, tous les organes qu'il contient reprennent leur volume, et la sonde, auparavant arrêtée, passe maintenant avec facilité.

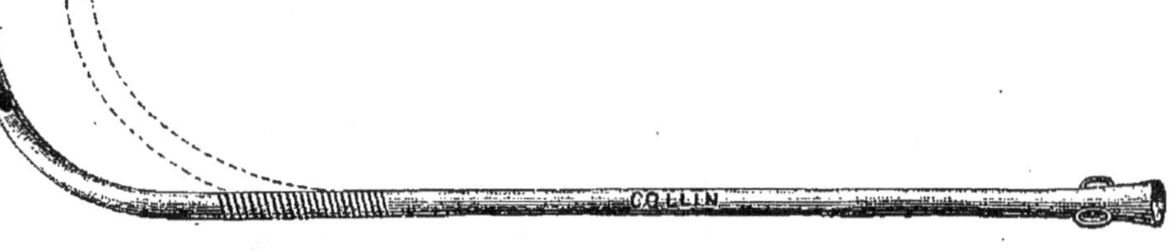

FIG. 30. — Sonde en métal de cusco à laquelle, grâce à la partie en spirale, on peut, avec un mandrin, donner la courbure qu'on désire.

L'impossibilité du cathétérisme n'est pas la seule difficulté que le praticien devra résoudre, car, à supposer qu'il s'accomplisse sans obstacles, la multiplicité des besoins de certains malades en exigera la répétition si fréquente qu'il pourra se trouver assez perplexe. Heureusement, la solution du problème est, en somme, assez simple. D'abord, il est des besoins répétés, mais fugitifs, passagers et non suivis d'émission, qui ne sont justiciables que des sédatifs. Les autres, ceux qui sont réels et effectifs, exigent l'usage de la sonde aussi souvent qu'ils ont besoin d'être satisfaits, c'est-à-dire chaque fois

qu'ils se font sentir. La répétition du cathétérisme n'est contre-indiquée que par l'irritation
du canal et la douleur dont il est
cause ; en un mot, par l'impossibilité de le pratiquer. La sonde à
demeure doit alors le remplacer.
Celle-ci, qui ne doit, d'ailleurs,
avoir qu'un médiocre volume, 15
ou 16 Charrière, pour ne pas distendre le canal, et être en caoutchouc vulcanisé, pour ne pas
contondre l'angle péno-scrotal de
l'urèthre, est aujourd'hui, depuis
les inventions de de Pezzer et
Malécot, très facilement supportée,
puisque, grâce à sa disposition, son
bec ne peut s'enfoncer dans la
vessie au-delà d'un centimètre, et
qu'il la maintient, en outre, sans
être attachée. Le seul inconvénient
de ces sondes, inconvénient bien
petit, comparé à leurs avantages,
c'est qu'elles ne pouvent être
introduites sans mandrin, ni retirées sans distendre l'urèthre.

Pour faire disparaître, autant que
faire se peut, la saillie formée par
le bec de ces sondes, il faut les
tendre fortement sur le mandrin par une manœuvre identique à celle employée pour ganter un

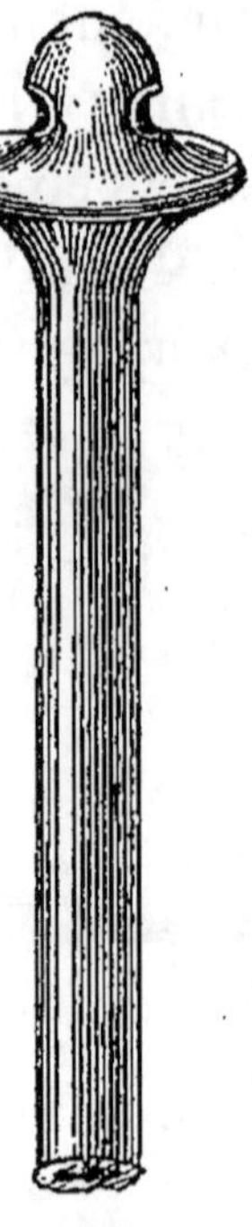

Fig. 31. — Sonde de Pezzer.

gant étroit, en même temps qu'on coiffe, avec leur pavillon, le curseur du mandrin. D'introduction plus facile, la sonde de Malécot se maintient moins fixe que celle de Pezzer.

Après quelques jours de séjour, on enlève la sonde à demeure. Grâce à elle, les organes s'étant dégorgés et un chemin ayant été frayé dans l'urèthre, il devient possible d'appliquer ou de reprendre le cathétérisme répété. Mais, si on rencontre les difficultés premières, il faut persévérer dans son usage.

On aura bien soin surtout de ne s'en pas laisser imposer par la reprise de la miction spontanée. Pour rendre le cathétérisme inutile, celle-ci doit vider la vessie et, surtout, s'accomplir sans effort. Quand il n'en est pas ainsi, la sonde doit venir au secours de la vessie au moins soir et matin.

A la troisième période, le cathétérisme, encore plus urgent qu'à la seconde, offre malheureusement toujours de graves dangers qu'il n'avait pas alors, dangers parfois tels qu'ils forcent à y renoncer. Aussi, en face de ces malades auxquels

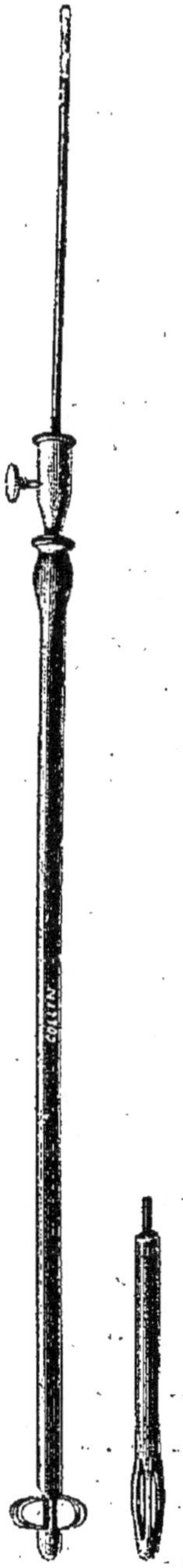

Fig. 72. — Malécot avec son bec libre et son bec coiffant le mandrin.

les fonctions digestives plus ou moins profondément troublées, l'amaigrissement et même le teint jauni, ont néanmoins laissé une certaine apparence, et pour lesquels la polyurie claire est un signe trompeur de la régularité des fonctions urinaires, le médecin se trouvera-t-il fort perplexe. S'il ne sonde pas, son malade est perdu, à plus ou moins brève échéance, mais irrémédiablement. S'il le sonde, peut-être le sauvera-t-il en le faisant revenir de la troisième à la seconde période; mais peut-être aussi des accidents formidables, à issue fatale prompte, vont-ils suivre son intervention : accidents qu'on ne manquera pas de lui imputer avec un semblant de raison, d'autant plus plausible que les apparences du malade semblaient donner plus d'espoir.

Que faire donc ? Tout d'abord, dévoiler tout entière la gravité du cas, expliquer les lésions, montrer leurs conséquences et faire voir ainsi qu'on ne les ignore pas. Quant à la question de savoir si on fera, oui ou non, usage de la sonde, l'état général du malade seul la résoudra. Celui-ci étant rigoureusement observé, on lui prescrira une alimentation réparatrice : le lait surtout et d'abord, puis la viande hachée; du quinquina, des peptones, des frictions sèches, du massage. Si cette médication est bien supportée, si, sous son influence, les forces reviennent et, surtout, que l'urée augmente dans l'urine, le cathétérisme devra être tenté avec chances de réussir. Dans le cas contraire, c'est-à-dire si le malade continue à dépérir et que l'urée reste stationnaire, il faut abandonner une lutte dont on sortira certainement vaincu.

S'il est indispensable de savoir à quels signes on reconnaît la possibilité du cathétérisme à la troisième période, il n'est pas moins utile d'être bien fixé sur la manière dont il doit être conduit, pour vider la vessie sans danger.

Pour agir avec sécurité, le cathétérisme devra évacuer l'urine *lentement*, *successivement*, *graduellement*, *aseptiquement*.

Lentement, parce qu'une vessie distendue a ses veines gorgées de sang et qu'en la vidant rapidement, on risque un appel de sang qui résulte du vide même de la cavité, une hémorrhagie *ex vacuo*, qui teinte d'un rouge plus ou moins foncé, suivant la quantité de sang, les dernières portions de l'urine évacuée.

Pour obtenir la lenteur voulue, une petite sonde, n° 12 à 13 au plus, est nécessaire. Si même, avec cet instrument, l'urine sortait trop vite, on interromprait son jet de temps à autre, en appuyant le doigt sur son pavillon ou en le bouchant avec un fosset.

Successivement, c'est-à-dire que la vessie ne sera pas vidée d'un seul coup ni entièrement dès le premier jour, mais par des cathétérismes successifs, autrement dit répétés quotidiennement.

Graduellement, ce qui veut dire que la quantité d'urine soustraite devra être augmentée chaque jour, de manière à vider la vessie complètement en huit ou quinze jours.

Aseptiquement, de manière à ne pas ensemencer un terrain constituant un véritable bouillon de culture.

Pour cela, le volume d'urine soustrait sera chaque fois remplacé par une petite quantité, 60 grammes, d'eau boriquée saturée, qu'on augmentera au fur et à mesure des progrès du vide vésical, de manière qu'il reste toujours 150 grammes de liquide dans la vessie, liquide qui, à la fin, sera uniquement formé d'eau boriquée.

Ces précautions aseptiques ou plutôt antiseptiques démontrent que la sonde à demeure qui fait suppurer l'urèthre n'est pas applicable aux cas dont nous parlons ici.

Si la vessie vient à suppurer, ce ne sont plus seulement des injections, mais de véritables lavages qu'il faut y pratiquer, en renouvelant plusieurs injections coup sur coup. Les premiers lavages, même bien faits, ne ressortent jamais complètement clairs ; il reste toujours alors dans la vessie du liquide antiseptique mêlé de pus. Mais celui-ci doit disparaître au bout de quelques jours et le lavage n'être terminé que quand le liquide qu'il ramène est parfaitement pur.

Quoi qu'il en soit, les malades dont nous parlons n'étant plus destinés à uriner seuls doivent apprendre aussitôt le maniement de la sonde et arriver au moins à quatre cathétérismes dans les vingt-quatre heures : le matin, dans le milieu de la journée, le soir et la nuit. Mais ce n'est pas là un nombre fatidique, le malade devant se sonder aussi souvent que sa vessie le lui demande sérieusement, et ne jamais la laisser contracter inutilement.

Les *complications* exigent un traitement spécial, approprié à chacune d'elles. La cystite étant la plus fréquente, c'est contre elle qu'il faudra d'abord lutter, et j'indiquerai comment dans un chapitre à part.

Quant à la néphrite, elle ne contre-indique le cathétérisme que quand l'observation prouve qu'elle en est la conséquence. Dans tous les cas, c'est à activer la circulation périphérique et à suppléer la sécrétion urinaire que le médecin doit s'appliquer. Il remplira la première indication par des frictions générales et surtout lombaires au gant de flanelle ou de crin, si le malade n'est pas trop nerveux ; par des cataplasmes sinapisés, des ventouses sèches ou même scarifiées sur les reins. La sécrétion rénale sera suppléée par des purgatifs à la scammonée, au jalap, à l'eau-de-vie allemande, voire même à la coloquinte, additionnés, au besoin, d'une très petite quantité d'huile de croton. On administrera des boissons chaudes et aromatiques : thé au rhum, grog à l'eau-de-vie; le malade sera enveloppé de couvertures chaudes. Enfin, on pourra tenter l'injection sous-cutanée de pilocarpine.

Dans la néphrite à forme lente, la médication

n'exigeant pas une telle activité, les frictions sèches ou aromatiques, les boissons chaudes, les purgatifs neutres suffiront avec l'aide de l'alimentation lactée, pourvu qu'il n'y ait pas cachexie, celle-ci demandant, au contraire, une alimentation azotée et réparatrice.

Contre toutes les formes de néphrites, les préparations de quinquina devront, en outre, être largement employées : le sulfate de quinine dans les cas aigus ; l'extrait mou, la poudre, le vin, dans l'état chronique.

Contre l'hématurie uréthrale par fausse route ou éraillure du canal, la sonde à demeure est le meilleur hémostatique, parce qu'elle favorise la formation des caillots, empêche l'absorption de l'urine par la muqueuse et prévient conséquemment les abcès urineux, l'infiltration urineuse et la fièvre.

Si le sang suit une évacuation trop prompte, l'interruption du cathétérisme arrête son écoulement. S'il est abondant, on lave la vessie avec une solution tiède de tannin à 1 ou 2 pour 100, et on administre des lavements laudanisés.

L'extrême abondance du sang, heureusement rare, exige qu'on évacue les caillots en les aspirant, au travers d'une grosse sonde métallique, avec une seringue à large embout ou un aspirateur.

La taille hypogastrique pourrait offrir dans de semblables circonstances une ressource précieuse à l'extraction des caillots et même au tamponnement de la vessie. Malheureusement, les hémorrhagies graves ne se montrent guère que chez des malades cachectisés et impuissants à supporter cette opération grave.

Le traitement radical de l'hypertrophie prostatique a tenté les chirurgiens depuis longtemps, et c'est à lui que nous devons les inciseurs et les exciseurs prostatiques de Mercier. Quels que soient, d'ailleurs, les résultats donnés par ces instruments, ils doivent être laissés de côté.

C'est, en effet, par l'hypogastre, grâce à la taille hypogastrique, qu'on peut et qu'on doit tenter ce traitement. Grâce à elle, on voit et on manœuvre aisément dans la vessie, et, avec l'anse galvano-caustique, le couteau du thermo-cautère ou même un simple serre-nœud, on peut enlever une tumeur prostatique pédiculée ou le lobe médian. Il n'est pas douteux que ces opérations aient été trop peu tentées depuis l'introduction de la méthode antiseptique et la juste vogue de la taille hypogastrique. Elles ne pourraient prétendre guérir la sclérose vésicale, transformation définitive et indélébile, mais faire disparaître une complication qui favorise et augmente la congestion en provoquant les efforts.

La taille hypogastrique peut encore être pratiquée pour établir à l'hypogastre un méat artificiel, au moyen de la *cystostomie* qui consiste à suturer les lèvres de section de la vessie avec celles de l'incision cutanée, de manière à la maintenir perméable.

Cette opération peut être tentée chez les

malades auxquels la douleur, la difficulté ou la multiplicité des mictions, ne laissent aucun repos, ou dont l'abondance des hématuries vésicales menace la vie. Elle est donc applicable, non seulement aux prostatiques, mais aux tuberculeux et aux néoplasiques vésicaux.

Le méat artificiel fonctionne quelquefois seul ; dans d'autres cas, le port d'une canule avec urinal est nécessaire.

Un célèbre médecin de Lyon vécut les dernières années de sa vie pissant par un méat hypogastrique dont il se disait enchanté. Mais cet homme avait trop d'esprit pour n'être pas paradoxal, et je me suis toujours méfié de son enchantement. Cependant, je sais un ecclésiastique, curé de campagne, gros et fort, qui vaque régulièrement à son ministère avec une canule d'argent dans l'hypogastre.

Malgré ces exemples, le méat hypogastrique ne m'enthousiasme pas. J'en ai vu, j'en ai fait. Or, sans canule, ils fonctionnent souvent mal et se réduisent en somme à une fistule laissant suinter continuellement l'urine ; avec canule, en admettant qu'elle fonctionne régulièrement, il y a souvent gêne et douleur pouvant la rendre insupportable. Cette canule doit être faite d'un gros tube en caoutchouc, à parois épaisses. Terminé à son extrémité vésicale par le renflement de Pezzer, il doit porter à l'extérieur deux ailettes placées de telle sorte que toute l'épaisseur de la paroi vésico-abdominale soit exactement maintenue entre le renflement et les ailettes.

Cette disposition assurant la fixité de la canule, il y a moins de chance de douleur et de suintement urinaire (Desnos). Malheureusement, comme cela m'est arrivé, la canule en caoutchouc n'est pas possible chez les obèses, parce que, dans la station verticale, leur ventre retombe dessus et l'écrase. Elle doit donc être remplacée chez eux par une canule en argent, beaucoup plus dure. Enfin, chez les tuberculeux, le frottement du renflement de la canule en caoutchouc, si léger soit-il, suffit à provoquer des douleurs, parfois si aiguës que force est de la retirer et de laisser les malades pisser sur leur ventre en souillant d'urine eux, leurs draps et leurs vêtements.

En présence de ces inconvénients, la fistulation de la vessie par le périnée me semble préférable.

Dans ces derniers temps, quelques chirurgiens ont proposé et pratiqué contre l'hypertrophie prostatique un nouveau traitement qui, pour être indirect, n'en est pas moins radical. S'appuyant sur ce fait que, chez les eunuques et ceux dont la syphilis acquise ou héréditaire a atrophié les testicules, la prostate s'atrophie également, ces auteurs ont proposé la castration pour les malades auxquels une trop grosse prostate cause de graves accidents. Mise en pratique à Christiania, par Ramm, en Amérique, par Francis Haynes et White, en Angleterre, par Powel, elle n'a encore été que préconisée par Launois en France, où il est douteux que l'exemple des chirurgiens sans peur d'Outre-Mer soit imité de sitôt.

Une autre sorte d'opération, moins radicale, mais assurément plus dangereuse, a encore été tentée contre l'hypertrophie prostatique : c'est la ligature des deux artères iliaques internes.

CANCER DE LA PROSTATE
CARCINOSE PROSTATO-PELVIENNE DIFFUSE

Plus fréquent qu'on ne l'avait cru jusqu'ici, le cancer de la prostate est néanmoins rare et frappe surtout les vieillards et les enfants.

Ordinairement *primitif*, il est *secondaire* dans 7 à 8 pour 100 des cas et naît alors par *propagation* d'un cancer rectal ou vésical, plus exceptionnellement par *infection* d'une carcinose généralisée ayant débuté dans l'estomac, l'œil ou la peau.

C'est du cancer primitif, le seul intéressant, qu'il sera surtout question dans ce chapitre.

Les néoplasmes de la prostate envahissent-ils plusieurs points à la fois et même la totalité de la glande d'un seul coup ? Toujours est-il que leurs premiers symptômes cliniques coïncident constamment avec une augmentation de la glande tout entière. Un des lobes paraîtrait-il sain, que la diffusion n'en existerait pas moins, *car les ganglions du petit bassin sont dégénérés dès le début* (Guyon).

Le volume d'une prostate cancéreuse est toujours énorme, en dépit de la jeunesse du mal. Celui d'un œuf est exceptionnel. C'est ordinairement à une mandarine, à une grosse orange, à un œuf d'autruche, à une tète de fœtus à terme, que ce volume est plus justement comparable.

Un des lobes de la glande l'emporte quelquefois sur l'autre, et la partie postérieure est toujours plus malade.

Exceptionnellement lisse, la surface de la tumeur est ordinairement parsemée de lobules irréguliers et bosselés. Résistants partout, au début, certains de ces lobules deviennent ensuite fluctuants au point de simuler des abcès ou des infiltrations urineuses. Les collections purulentes et sanguines renfermées dans une prostate cancéreuse expliquent cette ressemblance.

La néoplasie, envahissant sans cesse, franchit les aponévroses, remplit le petit bassin qu'elle dépasse en se prolongeant en arrière, dans la concavité sacrée ; sur les côtés, au travers des échancrures sciatiques ; en avant, vers l'urèthre.

Cette extension a pour résultat : *en arrière*, la déviation ou la compression du rectum, d'où constipation et hémorrhoïdes, et celle du plexus sacré avec irradiations douloureuses le long des branches de ce plexus. Dans quelques cas, le sacrum lui-même est pénétré par le néoplasme.

Sur les côtés, l'envahissement du nerf sciatique et le soulèvement des muscles pelviens par la tumeur sortie de l'échancrure sciatique.

En avant, déformation du périnée, infection de

l'urèthre antérieur, des corps caverneux et, par suite, des ganglions inguinaux.

La caractéristique du cancer prostatique, mise en pleine lumière par Guyon, c'est la dégénérescence *constante*, *précoce* et *étendue*, des ganglions lymphatiques du bassin, des fosses iliaques et de la colonne vertébrale qui oblitèrent les vaisseaux iliaques externes, compriment l'aorte, la veine cave, le hile du rein.

Des ganglions lymphatiques, la néoplasie se propage aux organes voisins par le tissu cellulaire. Les vésicules séminales, quelquefois détruites, sont plus souvent déformées et augmentées de volume. Les uretères, rarement intacts, sont comprimés, rompus ou disparus.

Le rectum simplement adhérent au néoplasme est ordinairement pénétré par lui. Dans un cas, il communiquait avec la vessie par une fistule traversant la prostate.

L'urèthre déformé et dévié, sa paroi inférieure détruite, communique avec l'intérieur de la glande.

La vessie envahie, une fois sur cinq, conserve, dans certains cas, sa muqueuse intacte, tandis que, dans d'autres, elle est transpercée par des végétations ayant pour siège le bas-fond et le trigone, et entre lesquelles s'ouvrent les uretères.

La compression des vaisseaux pelviens par les ganglions infectés explique les œdèmes et la *phlegmatia alba dolens* qui compliquent parfois le cancer de la prostate.

L'encéphaloïde est la forme néoplasique le plus souvent rencontrée dans la prostate. Viennent ensuite le sarcome, souvent kystique, surtout fréquent chez l'enfant ; puis, le squirrhe ; ensuite, le cancer colloïde ; enfin, le cancer mélanique et le sarcome ossifiant.

Symptômes. — Ils sont quelquefois nuls, à ce point que certains cancers de la prostate n'ont été découverts qu'à l'autopsie. Quelquefois la maladie a débuté par un amaigrissement dont des mictions, fréquentes et difficiles, compliquées de très légères hématuries terminales, ont révélé la cause.

Chez certains malades, ces mictions s'aggravent d'une incontinence par distension et de regorgement d'urine infecte. Dans d'autres cas, une tumeur appréciable à la palpation du ventre, mais sans hématurie, coïncide avec de l'œdème et des douleurs persistantes dans les membres inférieurs. Souvent les symptômes, surtout au commencement, insidieux et obscurs, ne diffèrent guère de ceux de l'hypertrophie prostatique vulgaire, et leur gravité n'est nullement en rapport avec celle des lésions.

Mais, d'une façon générale, les néoplasmes de la prostate offrent à l'observation des symptômes fonctionnels et physiques constituant un ensemble constaté chez presque tous ceux qui en sont atteints.

Les symptômes fonctionnels ne sont autres que

ceux observés dans la plupart des maladies des voies urinaires : *troubles de la miction, douleur, hématurie*.

Au début, la miction est difficile, quoique la cystite du col donne à tout instant le besoin d'uriner. Quelquefois l'urèthre est tellement comprimé qu'il y a rétention complète. Quand la vessie est distendue, l'incontinence, qui résulte aussi quelquefois de la destruction du col, peut s'en suivre. Diurne et nocturne à la fois, dans ce dernier cas, elle est surtout nocturne dans le premier.

Chez l'enfant, la maladie débute généralement au milieu de toutes les apparences de la santé et, sans signes prémonitoires, par une rétention d'urine aiguë et subite.

Les douleurs ont pour siège les organes génito-urinaires et le nerf sciatique. Les premières, spontanées ou provoquées par la miction, modérées ou intolérables, occupent l'anus, le périnée, la verge, le gland, les lombes, ou consistent en un ténesme d'intensité variable pendant la sortie de l'urine. Mais les douleurs caractéristiques sont les *sciatiques*. Occupant les deux ou un seul, le tronc ou les branches, tout ou partie de la longueur des nerfs sciatiques, elles sont quelquefois limitées à la région sacrée et à la fesse.

Assez souvent, une paraplégie complique la douleur.

L'hématurie ne se montre jamais la première et survient toujours après la dysurie, quoiqu'elle soit indépendante de l'effort. Le sang est expulsé au-début ou à la fin de la miction, et parfois intimement mélangé à l'urine. Presque jamais abondante, l'hématurie a été, exceptionnellement, si profuse, qu'elle a menacé la vie des malades.

Les signes physiques, bien plus positifs, la description anatomo-pathologique les fait pressentir, comme le toucher rectal, combiné avec le palper hypogastrique, les fait constater. En effet, le doigt introduit dans le rectum, découvre, sitôt entré, la présence d'une tumeur volumineuse qu'il peut rarement dépasser en arrière vers le sacrum. Sur les côtés, au contraire, si ce n'est quand elle a gagné les échancrures sciatiques, on la limite facilement. Cette tumeur, quelquefois asymétrique et inégale des deux côtés, semble parfois laisser intact un des lobes de la prostate.

La surface, parfois lisse, est ordinairement parsemée de bosselures dures, ligneuses, homogènes. La dureté cesse d'être générale, quand la tumeur atteint un très gros volume : elle est alors fluctuante en partie ou en totalité. La fluctuation peut être si superficielle qu'en appuyant le doigt pénètre dans une cavité remplie de matières sanieuses, imprégnées de pus et de sang. Les vésicules séminales sont rarement perçues et les ganglions dégénérés difficilement sentis.

Le palper hypogastrique, combiné au toucher rectal, permet encore de sentir, dans les fosses iliaques, des masses faisant quelquefois saillie sous la paroi abdominale, et se prolongeant, d'une part, vers le foie ou le diaphragme et, de l'autre, se confondant avec des masses qui se perdent dans le petit bassin.

La tumeur peut faire, au-dessus du pubis, un relief simulant une rétention d'urine dont la sonde démontre la fausseté.

Les ganglions inguinaux généralement petits et durs se continuent ou non avec ceux des fosses iliaques et coïncident avec l'infection de l'urèthre et de la verge dont ils résultent.

L'envahissement de ces organes et du périnée peut être assez rapide pour faire croire à une infiltration urineuse.

Les œdèmes résultant de la compression des veines iliaques ou par *phlegmatia alba dolens*, ceux des bourses et des testicules par compression des veines spermatiques et scrotales, sont aussi faciles à constater que la constipation et les hémorrhoïdes par celle du rectum.

La *marche* du cancer de la prostate est *rapide* quand, ayant évolué insidieusement, ses manifestations ne durent que quelques jours. Elle est *subaiguë*, quand elle atteint dix à douze mois; *lente*, si elle se prolonge deux, trois, cinq, neuf ans (Guyon).

L'évolution, toujours rapide chez l'enfant, dont le cancer prostatique ne dépasse pas sept mois, est d'autant plus lente, en général, que le malade est plus âgé.

Parmi les cancers prostatiques, le sarcome évolue plus vite que le carcinome.

Quant à la cause même de la mort, elle varie. C'est la cachexie, la compression de l'uretère, la néphrite, la généralisation, l'hémorrhagie, la péritonite, la compression, les fistules, la perforation du rectum ou de la vessie, les ruptures intestinales.

DIAGNOSTIC. — Il n'est difficile qu'au début, car bientôt les *hématuries*, si dissemblables de celles des néoplasmes vésicaux toujours inopinées, indépendantes d'une cause occasionnelle, abondantes, persistantes, ininfluençables ; la *douleur* à l'anus, au périnée, à la verge, au gland, la sciatique surtout et, enfin, la *dysurie*, suffiront à l'établir en dehors même de la constatation des ganglions inguinaux et iliaques, qui ne compliquent jamais l'hypertrophie prostatique et rarement le cancer vésical.

Les lobules caractéristiques perçus, par le toucher rectal, sur tout cancer prostatique permettent, en outre, de le distinguer de celui de la vessie qui coexiste toujours avec une prostate saine.

On n'oubliera pas, d'autre part, que toute tumeur constatée à la base de la vessie siège dans son intérieur ; que ses manifestations sont surtout objectives, contrairement à celles des cancers de la prostate qui se révèlent par des signes physiques ; que les néoplasmes vésicaux sont aisément soupçonnés et difficilement constatés, tandis que ceux de la prostate, faciles à constater, n'offrent de symptômes caractéristiques qu'au toucher (Guyon).

Dans la tuberculose prostatique, la surface de la glande est souvent parsemée de nodules indurés. Mais ces nodules ne sont pas des lobules ; plus petits, ne dépassant jamais le volume d'un haricot, d'une dureté ligneuse, très distincts du tissu glandulaire, ils en saillissent comme une sorte d'épine mousse.

Les vésicules séminales tuberculeuses donnent au doigt la sensation de petits cylindres irréguliers, de la consistance du suif durci, et coïncident toujours avec des noyaux tuberculeux du testicule et de l'épididyme.

TRAITEMENT. — Le traitement radical, tenté jadis plusieurs fois, ne serait plus aujourd'hui, avec ce que nous savons de l'évolution et de la diffusion rapides du cancer prostatique, qu'une folie opératoire. Le rôle du chirurgien se bornera au cathétérisme, soit pour délivrer la vessie d'une rétention, soit pour la laver si l'urine s'altère. Un obstacle insurmontable au passage de la sonde pourrait, cela est évident, exiger la ponction capillaire ou même la taille hypogastrique.

La rétention des matières fécales, de son côté, non seulement justifierait, mais nécessiterait l'intervention chirurgicale. Plus d'une fois, en effet, la côlotomie lombaire ou iliaque a amélioré considérablement l'état du malade, en rétablissant le cours des matières fécales et annihilant les efforts.

Mais, la plupart du temps, force est de s'en tenir aux palliatifs, c'est-à-dire aux calmants : suppositoires, lavements, injections sous-cutanées.

Suppositoires :

Sulfate ou chlorhydrate de morphine.....	0,01
Ext. belladone..............................	0,02
Beurre cacao	3 à 4 gr.
Cire blanche...............................	q. s.

Lavements très petits de décoction de guimauve très épaisse, pris deux et même trois fois par jour, additionnés chacun de dix gouttes de laudanum de Sydenham.

Injections sous-cutanées de deux ou trois seringues de Pravaz, dans la journée, du liquide suivant :

Sulfate ou chlorhydrate de morphine....	0,05
Sulfate neutre d'atropine................	0,01
Eau distillée.............................	20 gr.

Enfin, on entretiendra la liberté du ventre par les sels neutres et de grands lavements d'eau de guimauve.

TUBERCULOSE DE LA PROSTATE

La tuberculose prostatique évolue comme celle de n'importe quel autre organe, c'est-à-dire qu'elle débute par des granulations grises qui jaunissent, se ramollissent et fondent. Ces granulations sont discrètes ou confluentes et forment, dans ce dernier cas, par leur réunion, des masses caséeuses qui peuvent s'imprégner de sels calcaires et constituer des tubercules crétacés.

Les granulations qui envahissent tous les points de la prostate ont, cependant, une préférence pour sa base, probablement à cause de sa richesse glandulaire et lymphatique, et sont généralement plus nombreuses dans un lobe que dans l'autre.

Le ramollissement et la fonte des granulations engendrent des abcès dont le nombre varie comme eux, et le volume avec leur confluence. Nombreux, ils sont petits et communiquent généralement entre eux, en laissant intact le reste de la glande. Uniques, ils sont quelquefois volumineux au point de détruire entièrement la prostate et même l'orifice uréthro-vésical, en tout ou en partie.

L'urèthre, ordinairement ulcéré sur un ou plusieurs points, traverse quelquefois, sans lésions, les foyers tuberculeux.

Le contenu de ces derniers se résorbe parfois;

dans d'autres, du tissu fibreux le remplace ou des sels calcaires le crétifient. Infiniment plus souvent, il se vide au dehors, ordinairement par un ou plusieurs orifices uréthraux ; quelquefois dans la vessie ou par des fistules périnéales, rectales, anales, sus-pubiennes, abdominales, qu'on a vu se cicatriser, quand elles n'étaient pas elles-mêmes tuberculeuses. Dans quelques cas, on a vu la collection purulente atteindre le cul-de-sac recto-vésical du péritoine.

Les tubercules déforment la prostate sans augmenter son volume, soit qu'un des lobes prédomine, soit surtout parce que sa surface rectale est parsemée de petits nodules durs et nettement saillants. L'inflammation qui complique souvent la tuberculose de la prostate a causé plus d'une erreur de diagnostic, parce qu'en augmentant son volume elle empêche de percevoir les nodules.

La prostate peut être le premier et le seul pris des organes génito-urinaires ; plus souvent, le bacille envahit d'abord ou simultanément l'épididyme, le testicule et surtout les vésicules séminales, dont les lésions précoces permettent un diagnostic hâtif et certain, quand même elles n'engendreraient pas, par infection des ganglions situés entre le rectum et la vessie, des suppurations et dès fistules de l'espace pelvi-rectal supérieur.

La tuberculose génitale semble quelquefois être la conséquence d'une tuberculose urinaire ayant débuté par le rein. Des glomérules, où le sang les a déposés, les bacilles sont entraînés dans la vessie et, de celle-ci, dans l'urèthre. Arrivés au verumontanum et à l'orifice des conduits éjaculateurs, c'est-à-dire au confluent des organes urinaires et génitaux, ils pénètrent dans ces derniers, infectent la prostate et gagnent les épididymes et les testicules.

La tuberculose pulmonaire compliquerait, une fois sur deux, celle de la prostate, et la gravité des lésions de la première serait en raison inverse de celle de la seconde (Jullien).

La tuberculose prostatique ne s'observe guère que pendant la période la plus active des fonctions génitales, c'est-à-dire entre vingt et quarante ans, quoiqu'on l'ait constatée chez quelques rares sujets, ou très jeunes ou très vieux.

Symptômes. — Au début, les symptômes varient avec la situation des granulations; nuls quand elles occupent le centre de la glande, ils se traduisent par de l'uréthro-cystite ou du ténesme rectal et de la constipation, suivant qu'elles apparaissent sous la muqueuse uréthrale ou sur la face rectale.

Confirmée, la tuberculose prostatique s'accompagne de troubles fonctionnels et physiques. Les premiers consistent en des troubles de la miction et de la défécation, hématurie, douleur, écoulement de l'urèthre, ténesme rectal.

Les troubles de la miction consistent d'abord en un spasme du fond de l'urèthre qui retarde le départ du jet d'urine, provoque de la dysurie et annihile la satisfaction du besoin satisfait. Plus tard, si la muqueuse de l'orifice uréthro-vésical et du fond de l'urèthre est envahie, il y a véritable cystite, avec envies fréquentes et incessantes d'uriner. Quand, au contraire, la face rectale est seule atteinte, le ténesme rectal remplace celui de la vessie, et les efforts de la défécation ceux de la miction. Enfin, le spasme du rectum peut compliquer celui de l'urèthre, quand les deux organes sont touchés.

Les troubles précédents sont fatalement accompagnés, cela tombe sous le sens, de phénomènes douloureux. Ceux-ci se font sentir avant et après la miction ou la défécation, au moment où l'urine ou les matières fécales s'apprêtent à sortir, et se prolongent après leur expulsion. Ayant pour point de départ le col ou l'anus, quelquefois les deux en même temps, ils s'irradient à la verge, aux bourses, au périnée, aux lombes, à l'hypogastre, aux aines, même aux membres inférieurs. Supportables dans certains cas, ces douleurs sont intolérables dans d'autres.

L'hématurie s'observe à toutes les périodes de la maladie, mais surtout au début, comparable à l'hémoptysie prémonitoire de la tuberculose pulmonaire. Elle indique le siège principalement uréthral de la tuberculose et provient non d'une ulcération, mais d'une congestion de la muqueuse. Le sang, exprimé par les contractions musculaires du coup de piston, apparaît surtout à la fin de la miction, quelquefois avec les premières gouttes. Ce sang, dont la quantité est ordinairement petite, s'il devenait plus abondant, tomberait dans la vessie ou serait rejeté par des sortes de saccades éjaculatoires.

L'importance des écoulements uréthraux l'emporte, incontestablement, sur celle des symptômes précédents. Ces écoulements, qui n'ont quelquefois de vénériens que l'apparence, sont spontanés ou provoqués. Spontanés, ils apparaissent inopinément, alors qu'aucun rapport sexuel n'a eu lieu depuis longtemps. Provoqués, ils se montrent plus ou moins immédiatement après une fatigue, surtout un excès quelconque, boisson ou, encore plus, coït. Ces écoulements, dont l'origine est l'ouverture d'un abcès tuberculeux, persistent plus ou moins longtemps, disparaissent comme ils sont venus, et se renouvellent à intervalles plus ou moins éloignés.

Bien plus souvent, l'écoulement observé est la suite d'un écoulement blennorrhagique avec lequel il est confondu. C'est qu'en effet une blennorrhagie intarissable est le meilleur agent provocateur de la tuberculose uréthro-prostato-cystique.

Quoi qu'il en soit, limité à la muqueuse de la région prostatique de l'urèthre, le pus s'écoule d'une manière continue. Mais, quand la tuberculose a envahi les glandes, il sort par intervalle et, quelquefois, par petit jet, sous la pression du doigt dans le toucher rectal ou du bol fécal pendant la défécation. Plus rarement cette sorte d'éjaculation en miniature est spontanée. A la dernière période de la maladie, l'écoulement redevient continu ; mais, à n'importe quel moment, son abondance est en rapport avec le mal, une lésion étendue, une caverne profonde en voie de réparation, fournissant souvent moins de pus qu'un petit abcès en pleine activité.

Les signes physiques fournis par le toucher rectal, l'examen du pus et le cathétérisme suffisent seuls à la pose du diagnostic.

Introduit dans le rectum, le doigt provoque une douleur d'intensité variable, mais est surtout frappé par la déformation de la prostate, l'inégalité de ses lobes, les saillies dont sa surface est parsemée. Celles-ci forment des nodules, quand elles sont profondément situées, ou des granulations comparables à des grains de plomb, si elles sont superficielles. Toujours durs et nettement limités, nodules et granulations indiquent une tuberculose au début et disparaissent avec le ramollissement et la suppuration des produits tuberculeux. Sous l'influence de cette dernière, les contours de la prostate, nets au commencement, se confondent, plus tard, avec les tissus voisins, en sorte que la disparition de la glande coïncide avec sa transformation en caverne tuberculeuse.

L'augmentation de volume n'est pas, comme on pourrait croire, une conséquence nécessaire des tubercules de la prostate. N'ayant lieu, en effet, que dans la tuberculose compliquée d'inflammation, elle n'a pas été sans causer quelques erreurs de diagnostic par les changements qu'elle imprime à la surface rectale de la glande. Et, en effet, les nodules, les granulations, cachés par l'infiltration inflammatoire, n'y sont plus sensibles. D'autre part, la rénitence, inséparable de toute prostate tuberculeuse, est cachée par une sorte de matelas mollasse, formé par les tissus infiltrés qui la recouvrent en arrière et dans lesquels le doigt perçoit rarement de la fluctuation, la marche rapide des abcès tuberculeux ne lui en laissant pas le temps.

Le peu de volume de la prostate tuberculeuse rend facile l'examen des vésicules séminales, dont l'exploration est importante. En appuyant, de chaque côté, sur la base de la glande, on provoquera de la douleur, et en remontant en dehors le long de la paroi latérale du rectum, on percevra des sortes de petits cylindres allongés et lobulés, ayant la consistance du suif durci, qui ne sont autres que les vésicules séminales.

Le pus des écoulements ou des abcès offre un signe de diagnostic précieux et irréfragable, car, en donnant la possibilité de constater la présence du bacille de Koch, il permet d'affirmer sa nature tuberculeuse. Malheureusement, aucun signe ne pouvant faire distinguer quel organe il a pour origine, cet examen perd un peu de sa valeur.

Quant au cathétérisme explorateur, il a moins

d'importance. Pour le pratiquer, on ne se servira que d'instruments mous qu'on introduira avec douceur et lenteur. Ce sera d'abord la bougie exploratrice, qui permettra de reconnaître les spasmes, les obstacles matériels et la sensibilité du canal, de constater même une cavité prostatique, en touchant par le rectum, pendant que la boule occupe le fond de l'urèthre ; ensuite, la sonde molle coudée, à très petit bec, qu'on pourra sentir comme la précédente, et qui servira, en outre, à vider la caverne prostatique.

La *marche* de la tuberculose prostatique n'est ni régulière, ni continue. Aggravée par des congestions et des inflammations de causes inconnues, ou provoquées par des refroidissements, des écarts de régime, des excès, elle est calmée, au contraire, par l'observation d'une hygiène convenable. C'est qu'en effet le tubercule semble offrir, par lui-même, un danger bien moins grand que par les inflammations qu'il fait naître presque fatalement, la cystite en particulier. Il en résulte que la tuberculose prostatique est d'autant plus grave qu'elle se rapproche davantage de la muqueuse uréthrale.

Nous avons vu, d'ailleurs, que les foyers tuberculeux peuvent se tarir et se combler ; soit que l'infiltrat revienne sur lui-même, soit qu'il s'encroûte de sels calcaires, de cholestérine, et se crétifie.

Plus souvent, malheureusement, les clapiers tuberculeux ulcèrent l'enveloppe fibreuse de la glande qu'ils traversent, et creusent des fistules qui vont s'ouvrir au périnée, sur le pubis, au pourtour de l'anus dont toutes les fistules étaient considérées comme d'origine prostato-tuberculeuse par Ricord. Les trajets en sont longs, sinueux et parse-

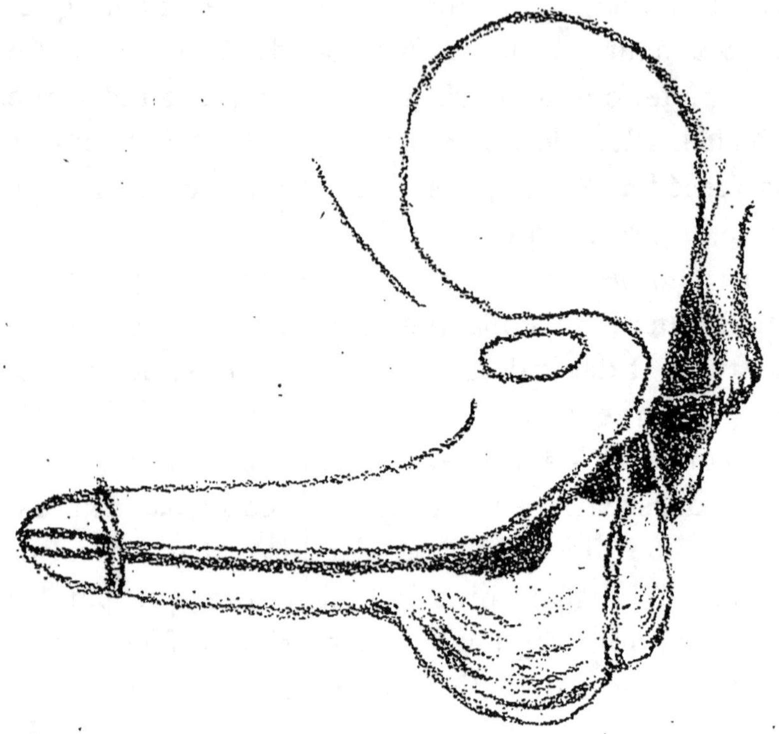

Fig. 33. — Fistules prostatiques.

més de clapiers remplis de détritus tuberculeux. Se produisant, presque toujours, longtemps après le début de la maladie, les fistules en marquent quelquefois le début. Elles peuvent, du reste, mais rarement, guérir comme les cavernes elles-mêmes.

Le *traitement* de la tuberculose prostatique devra être, à la fois, général et local.

La première prescription du traitement général est l'observation d'une hygiène sévère, comme celle à laquelle doivent se soumettre tous les porteurs de tubercules, et consistant en une alimentation substantielle, mais sobre, un sommeil réparateur et un exercice modéré pendant lequel on évitera les refroidissements. Les congestions génitales et urinaires étant particulièrement redoutables, le malade fuira les excès génésiques ; il évitera les chocs et, par conséquent, l'équitation et le vélocipède, ne s'attardera pas sur un siège trop dur ou trop mou, froid ou humide, et se privera d'alcool, de liqueurs, de champagne et de vin pur.

La limite entre les vieux écoulements blennorrhagiques et tuberculeux étant mal définie, et ceux-ci résultant souvent des premiers, le médecin s'opposera, de tout son pouvoir, à la persistance de la blennorrhagie qui expose, à la longue, à des orchites de nature douteuse.

En dehors des moyens hygiéniques, le traitement général n'a qu'un but, maintenir ou rétablir l'accomplissement régulier des fonctions digestives et, par suite, de la nutrition. Pour le remplir, tous les moyens de l'hygiène thérapeutique et pharmaceutique seront employés.

Le tuberculeux prostatique, comme le pulmonaire, vivra au grand air, le premier des médicaments pour tous les porteurs de tubercules. Pourvu qu'il se préserve des effets du froid et de l'humidité, il ne les craindra pas, même dans nos climats, pendant l'hiver ou le printemps. Mieux vaut pour lui ne pas abandonner ses affaires; mais, s'il est sans occupations précises, les voyages seront le plus puissant moyen de l'abstraire de son mal. Dans ce cas, s'il ne craint pas d'être seul, loin des siens ou de ses amis, il se trouvera bien de passer les mauvais mois et la première moitié du printemps dans l'une ou l'autre de nos stations hivernales du sud-ouest : Pau, Arcachon, Dax, Amélie-les-Bains, Biarritz. L'air humide et suffisamment chaud qu'on y respire est sédatif et, par conséquent, mieux approprié aux urinaires que celui du littoral méditerranéen dont l'atmosphère sèche et agitée par le vent du nord augmente les envies d'uriner.

L'alimentation, comme celle de tout tuberculeux, devra être aussi substantielle que possible, mais pas excitante. En dehors des viandes rôties ou grillées de bœuf, de volailles, de gibier peu faisandé, qui en constitueront l'ordinaire, les aliments gras et phosphorés auront la préférence : laitances et œufs de poissons frais, d'écrevisses, de langoustes, de homards; ceux d'esturgeon, dits caviar; cervelles de veau et de mouton à l'huile ou frites.

Le beurre, surtout salé, la crème de lait, les graisses animales de jambon, de foies gras, de jus de lèchefrites, les sardines conservées dans l'huile, dont on activera la digestion par beaucoup d'exercice, seront des aliments de choix.

En raison même du siège de leur mal, les tuberculeux de la prostate boirront deux ou trois bols de lait, au moins, par jour : deux le matin, pour premier repas, le troisième, vers quatre heures. Ce lait ne devra pas avoir bouilli et, si c'est possible, le malade le prendra au moment de la traite. Le sel activant les propriétés digestives et nutritives du lait, on additionnera chaque bol d'un quart de cuillerée à café de chlorure de sodium. Ce résultat sera obtenu bien plus sûrement et plus efficacement en salant la nourriture des animaux qui donnent le lait. Pour cela, vaches, chèvres, ânesses, étant choisies jeunes et bonnes laitières, on leur fait prendre de l'exercice, et on additionne leurs aliments de 12 à 15 grammes de sel, pour augmenter de 5 grammes, tous les cinq jours, jusqu'à 30, 60, 100 grammes, selon le poids de l'animal.

Au sel on peut mélanger des os râpés, 60 à 100 grammes, de telle sorte que le lait est à la fois chloruré et phosphaté.

Dans la tuberculose prostato-urinaire, le lait est précieux, non seulement par sa facile digestion, sa prompte assimilation et, conséquemment, sa puissance nutritive, mais par son action sur l'arbre urinaire qu'il balaie comme un émollient diurétique des plus doux et, néanmoins, des plus puissants qui entraîne les produits tuberculeux.

Les œufs bien frais sont un aliment de choix, comme le lait, et leur jaune, mélangé à du vin d'Espagne, forme un corps gras, facile à assimiler et qu'on peut, sans inconvénient, prescrire aux tuberculeux prostatiques qui n'ont pas encore d'ulcérations.

Parmi les féculents le pain de son, qui contient des phosphates et favorise les selles, les lentilles riches en phosphate et en fer, le maïs riche en matières grasses, sont de bons aliments.

Parmi les herbacés, les salades et, en particulier, celles de cresson et de céleri, sont très recommandables, pourvu que la tuberculose ne soit pas compliquée de cystite. J'en dirai autant des coquillages et des huîtres.

Si le malade maigrit ou s'affaiblit, on lui prescrira la viande crue qu'on pulvérise très finement avec l'appareil commode et peu dispendieux de Galante. Cette viande, mélangée à de la confiture de prunes ou de groseilles, à du bouillon, du tapioca léger, à des œufs brouillés, de la purée de pommes de terre, des épinards, sera en général prise sans répugnance. S'il y a dégoût, on substituera à la viande crue la poudre de viande en grog, préparé de la manière suivante. Dans un bol versez deux cuillerées à bouche de poudre de viande, puis deux cuillerées à bouche de sirop de punch et, enfin, la quantité de lait nécessaire pour un mélange très liquide que le malade avale en plusieurs fois. Pour les malades dont l'urèthre est ulcéré, on supprime l'alcool, trop irritant, et on modifie le mélange comme il suit : parties égales de poudre de viande, de sucre vanillé, de chocolat ou de cacao pulvérisé avec la même quantité de lait, que le malade prend comme le grog précédent.

Quand une anorexie insurmontable s'oppose à l'alimentation, l'emploi de la sonde stomacale est la seule et dernière ressource. Dans un grand bol, 100 à 150 grammes de viande crue, très finement hachée, et quatre œufs sont mélangés intimement et versés dans l'estomac par le tube. Des peptones, quatre ou cinq cuillerées à bouche, de la pepsine, de la pancréatine, de l'huile de foie de morue, 100 à 120 grammes, sont utilement ajoutés au mélange précédent. L'important est de verser par le tube, en même temps qu'on le retire, 250 à 500 grammes de lait, qui le nettoient et débarrassent l'œsophage des parcelles alimentaires qui pourraient l'irriter et produire un goût désagréable, en se décomposant.

La meilleure boisson ordinaire pour le tuberculeux prostato-urinaire est le vin de Bordeaux pas trop vieux coupé avec deux tiers d'eau, ou la bière dite de Strasbourg (mi ale, mi porter) qui ne dispense pas d'une petite quantité de vin. L'alcool et les liqueurs lui seront, bien entendu, interdits. Le café et le thé, pourvu qu'ils ne provoquent pas des envies d'uriner fréquentes, sont des boissons utiles. D'une façon générale, d'ailleurs, l'apparition de la cystite exigerait le remplacement du vin par le lait.

L'alimentation, même la mieux choisie ne dispensera pas des médicaments et, en particulier, de l'huile de foie de morue, le meilleur d'entre eux.

C'est à la blonde qu'on donnera la préférence et qu'on prendra, pendant quinze jours, chaque mois, à la dose d'une à deux cuillerées à soupe, aux repas dans du café noir, du vin de quinquina au malaga, ou au moyen d'une cuillerée à long bec munie d'un couvercle. Pendant les quinze autres jours du mois, on lui substituera le phosphate de chaux gélatineux, l'hypophosphite de chaux, le lacto-phosphate de chaux en sirop, à la dose de deux cuillerées à soupe, avant chacun des deux principaux repas.

Dujardin-Beaumetz prescrit les phosphates sous la forme suivante, et en donne un verre à liqueur à la fin de chaque repas principal :

Phosphate de soude	6 gr.
— potasse	3 —
Vin de Banyuls	200 —
Sp. écorc. orang. am	60 —

Si le malade se nourrit bien, on lui administre de l'arsenic, comme conservateur, 3 à 6 granules de Dioscoride ; 5 à 10 gouttes de liqueur de Fowler.

Pidoux donne la formule suivante :

Sirop de goudron	250 gr.
Liqueur de Fowler	3 —
Teinture de noix vomique	3 —

Une cuillerée à soupe avant chaque repas.

La créosote, à petites doses de peur de fatiguer l'estomac, sera administrée sous toutes les formes :

Créosote de hêtre..........................   3 gr.
Alcool.................................... 100 —
Vin de Banyuls............................ 300 —
Sp. de sucre.............................. 100 —

Matin et soir, une cuillerée à bouche dans un verre d'eau, édulcorée avec du sirop de groseille (D. B.).

Créosote de hêtre.........................   15 gr.
Huile de foie de morue....................   1 litre.

une cuillerée à soupe aux principaux repas pendant l'hiver; ou:

Créosote de hêtre.........................   15 gr.
Rhum ....   1 litre

Une cuillerée à bouche dans de l'eau sucrée à la fin du repas, en été, pourvu qu'il n'y ait pas cystite.

Comme médication hydro-minérale, c'est aux eaux chlorurées sodiques, les seules qui conviennent à la tuberculose génito-urinaire, celle du testicule principalement, qu'on s'adressera. Elles seront d'autant plus utiles que, tout en favorisant l'assimilation des aliments, jusque dans l'intimité même des tissus, elles agissent sur l'élément sanguin dont elles empêchent les congestions.

Les eaux de Salies-de-Béarn sont incontestablement parmi les plus efficaces de ces eaux. Que les granulations soient ou non ramollies, qu'il y ait ou non suppuration, deux séjours par an y sont nécessaires : en avril ou mai et en septembre ou octobre.

Tel est, en résumé, le traitement de la tuberculose génitale et urinaire. En s'y conformant rigoureusement le malade la combattra avec avantage. Qu'il se souvienne, toutefois, comme le dit Dujardin-Beaumetz, que la seule indication efficace de la tuberculose est celle qui favorise la nutrition, sans troubler les fonctions digestives. Enfin, qu'il ait toujours présent à l'esprit le conseil judicieux de Péter : *qu'il faut entourer de soins pieux l'estomac des tuberculeux.*

Le traitement chirurgical de la tuberculose prostatique diffère avec l'âge des granulations et des lésions qui en sont la conséquence.

Au début, quand elles ne font que naître, on doit s'efforcer d'entraver leur évolution, en agissant directement sur elles. Le seul moyen d'y parvenir, est la méthode sclérogène préconisée par Lannelongue et consistant à injecter dans la glande, avec une seringue de Pravaz munie d'une canule en platine iridié, de deux à six gouttes d'une solution de chlorure de zinc, variant du 1/10e au 1/100e.

Pour arriver dans la glande, trois routes sont à choisir : la voie rectale, la voie périnéale, la voie hypogastrique.

Pour parvenir à la prostate, par la voie rectale, le malade est couché dans le décubitus latéral, les membres inférieurs fléchis sur le ventre. Une valve

introduite dans le rectum en tend la paroi postérieure, tandis qu'une pince abaisse la muqueuse de
la paroi antérieure qui est levée, et qu'une longue
aiguille est enfoncée dans un des lobes où une à
trois gouttes sont injectées. L'opération terminée
dans ce premier lobe est répétée dans l'autre.

Pour injecter la prostate par le périnée, une
opération est nécessaire, d'une exécution facile et
inoffensive d'ailleurs. Le malade est endormi et
placé dans la position de la taille périnéale, après
que le chirurgien a introduit comme point de
repère un cathéter dans l'urèthre. Pratiquant alors
sur le raphé périnéal une incision de quatre centimètres qui s'arrête à 5 millimètres de l'anus et
par laquelle 2 centimètres du canal sont mis à
nu, il introduit l'aiguille de la seringue dans la
plaie, en même temps que son index, poussé dans
le rectum, guide la pointe dans la prostate où
chaque lobe reçoit deux ou trois gouttes de solution.

L'injection par l'hypogastre n'est possible aussi,
bien entendu, que s'il a été ouvert. Mais, contrairement à l'incision périnéale, qui peut être spécia-
lement pratiquée en vue de l'injection, la taille
hypogastrique ne sera qu'un chemin de circonstances dont on profitera sans l'avoir fait exprès. Le
manuel de l'injection elle-même ne différera pas,
d'ailleurs, de celui par le périnée.

La méthode sclérogène, sans doute préférable au
début, sera encore avantageuse dans la période de

ramollissement, en durcissant et, comme son nom l'indique, en sclérosant les tissus.

Un topique dangereux dans la tuberculose prostatique, c'est le nitrate d'argent en instillations. Pour le comprendre, qu'on se rappelle combien souvent les tubercules prostatiques sont rapprochés de la muqueuse uréthrale. Or, le nitrate d'argent, nécrosant les épithéliums, risquerait, en la mettant à nu, d'activer la marche de la maladie.

Le sublimé, lui, est alors bien supérieur. On l'emploie, bien entendu, en solution dépourvue d'alcool, variant de 1 à 5 pour 1000. Au début, toutefois, on tâtera la susceptibilité du malade avec des solutions beaucoup moins concentrées, à 1 pour 5,000, 3,000, 2,000, nombre de sujets souffrant horriblement de ces injections et préférant conserver leur mal que les supporter plus longtemps. Le malade ayant pissé et l'instillateur étant poussé au-delà du collet du bulbe, de peur que le liquide, en refluant en avant, ne le fasse souffrir, on laisse tomber vingt gouttes, puis trente. Quand la susceptibilité du sujet est bien connue, on augmente la dose jusqu'à injecter tout le contenu de la seringue, c'est-à-dire 4 grammes.

La cure radicale de la prostate tuberculeuse, des observations d'Albarran et de Bouilly en sont la preuve, doit être quelquefois tentée. Pour la pratiquer, il suffit, dans certains cas, d'ouvrir les abcès et les fistules où ils se présentent. En les nettoyant, en les grattant, en les débarrassant exacte-

ment de leur contenu et les pansant antiseptique-
ment, on peut espérer obtenir leur guérison.

Quelquefois, il faut aller au-devant des produits
tuberculeux pour en débarrasser le malade. On y
parvient par la taille périnéale qui consiste alors,
une incision courbe étant pratiquée à quelques millimètres en avant de l'anus, à décoller l'urèthre du
rectum jusqu'à la prostate qu'on peut dès lors grat-
ter et débarrasser.

CONCRÉTIONS ET CALCULS DE LA PROSTATE

Les concrétions et les calculs, trouvés dans la
prostate, y sont nés ou arrivés d'un point plus ou
moins éloigné.

Les *concrétions* endogènes, à peu près constantes
dans la prostate, à partir de trente-cinq à quarante ans,
ne manquent jamais dans la prostate des vieillards.
Elles occupent le centre des culs-de-sac glandulaires ou la couche sous-épithéliale de l'urèthre de
chaque côté du verumontanum, et se présentent
sous la forme d'une petite sphère dans laquelle on
constate quelques débris de cellules.

Très nombreuses et très petites, au début, elles
sont alors incolores ; puis, grossissent, deviennent
ambrées, et ensuite noirâtres, semblables à des
grains de tabac à priser ou de café moulu.

Formées de couches concentriques, elles sont

stratifiées à l'extérieur et d'aspect pierreux à l'intérieur.

De formation évidemment épithéliale, comme nous l'avons dit, elles sont d'abord constituées par une matière azotée qui s'incruste, dans la suite, de phosphate et de carbonate de chaux et de magnésie.

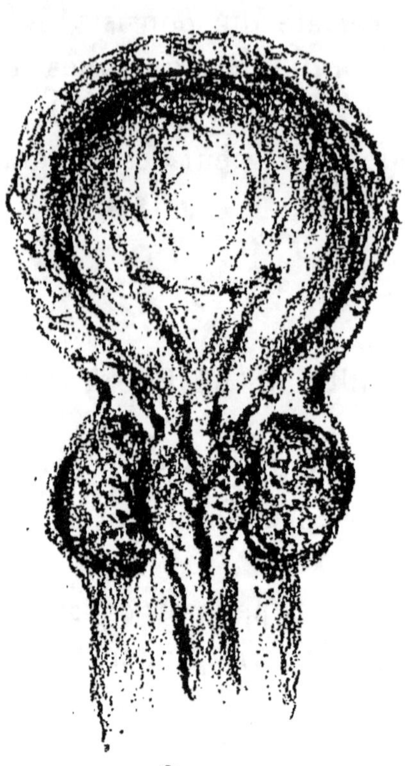

Pour Virchow, elles seraient formées par du sperme mélangé à une substance protéique. Pour Launois et Stilling, dont l'opinion semble devoir être adoptée, elles sont constituées par des cellules glandulaires ayant subi la dégénérescence amyloïde, et formant le noyau autour duquel viennent se déposer, en couches, les sécrétions de la glande. Jullien, d'autre part, ne les regarde pas comme formées d'une substance véritablement protéique, mais nitrogène, analogue à la fibrine, à la gélatine, à la chitine. D'après ce même auteur, on en aurait vu dans le sperme éjaculé.

Les calculs sont rares, à ce point que Guyon n'en

a jamais rencontré. Ils se forment sur place et sont alors *autochtones* ou viennent des reins, et on les dits *exotiques*. On les rencontre, dans tous les cas, plus souvent chez les vieillards que chez l'adulte.

Situés à la partie antérieure de la glande ou dans l'orifice des conduits éjaculateurs, les autochtones peuvent s'enkyster et être entourés de liquide ou d'une induration des culs-de-sacs glandulaires atrophiés.

Le nombre varie d'un à plusieurs centaines et même plus d'un millier. Leur volume est en raison inverse de leur nombre, leur forme variable avec leur quantité, ayant celle d'un grain d'orge, d'un haricot, d'un grain de raisin, d'une cornemuse, d'un

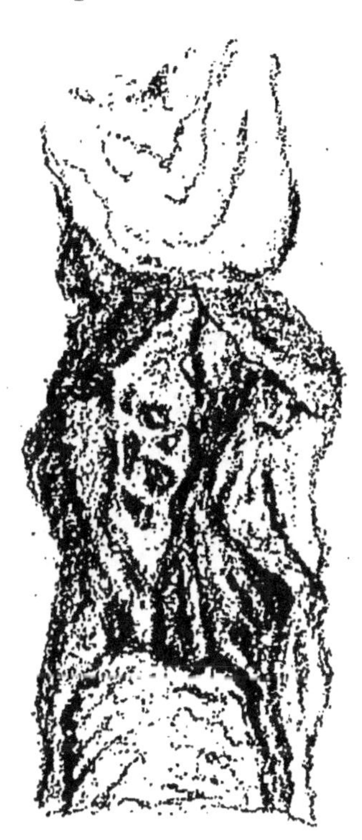

FIG. 35.
Calculs autochtones.

cocon de ver à soie, d'un filament de vermicelle ; ils sont quelquefois arborescents ou en chapelet

Bruns, gris blanchâtre ou blancs, ils ont l'apparence calcaire : rugueux s'ils sont isolés; polis, quand il y en a plusieurs ; leur dureté est ordinairement considérable.

Ils sont formés quelquefois uniquement de phosphate de chaux ; celui-ci s'allie plus souvent à du carbonate de chaux, voire même à du phosphate ammoniaco-magnésien ; dans quelques-uns même on a rencontré de l'oxalate de chaux.

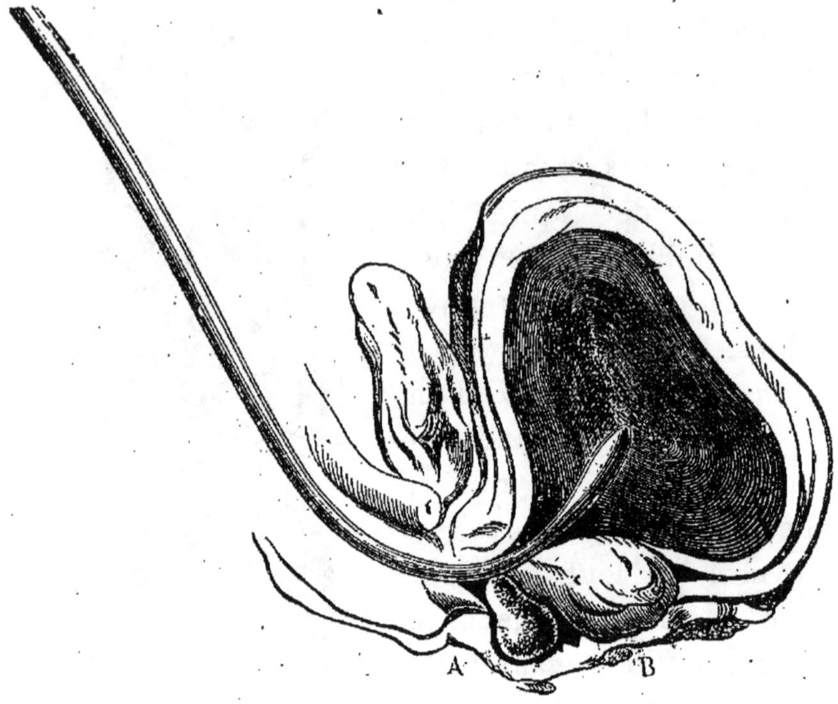

FIG. 36. — Calcul exotique.

Les calculs *exotiques* viennent du rein, comme nous l'avons dit, et renferment au centre un *noyau* qui, arrêté dans la région prostatique, s'y creuse une cavité, en même temps qu'il s'y enveloppe de phosphate et de carbonate de chaux, mélangé à du phosphate ammoniaco-magnésien, si l'urine devient ammoniacale.

On peut rencontrer dans la prostate d'autres calculs formés sur place, dans une anfractuosité ou une cavité morbide résultant d'une ulcération ou d'un abcès simple ou tuberculeux. La composition de ces calculs ne diffère pas de celle des précédents ; mais leurs conséquences sont plus redoutables, car plus que les précédents ils peuvent causer des abcès, des perforations et des fistules.

Les *symptômes* des calculs autocthones sont, le plus souvent, nuls. Les calculs exotiques ou nés dans une cavité morbide produisent de la rétention, de l'incontinence ou de l'infiltration d'urine, des abcès, des fistules. Le toucher rectal permet toujours, d'ailleurs, de les sentir quand ils sont nombreux, et de percevoir leur frottement les uns contre les autres.

Le *traitement* consiste à les extraire. Pour y arriver le plus sûrement et le plus facilement, on incisera transversalement le périnée, à quelques millimètres en avant de l'anus, en éloignant l'un de l'autre, par décollement, l'urèthre du rectum, dans l'angle uréthro-rectal, jusqu'à ce qu'on soit parvenu sur la prostate. Cette manœuvre est à la fois simple, rapide et sûre.

KYSTES DE LA PROSTATE

Les kystes de la prostate sont des poches résultant de la rétention d'un liquide dans leur intérieur ; leur genèse ne diffère pas de celle de leurs congénères des autres organes : un cul-de-sac glandulaire étant oblitéré et sa sécrétion continuant à se faire, ses parois se distendent et saillissent en dehors d'une des faces libres de la glande, l'uréthrale ou la vésicale de préférence.

Ces kystes, qu'on a surtout rencontrés sur des prostates hypertrophiées, varient du volume d'un pois à celui d'un grain de raisin et renferment un liquide lactescent, semblable à celui que la prostate secrète. Deux de ces kystes, observés par Le Dentu, et dont l'un siégeait dans le lobe médian et l'autre dans le lobe droit, renfermaient chacun deux petites tumeurs prostatiques solides.

Les kystes prostatiques peuvent encore résulter de l'oblitération de l'orifice de l'utricule prostatique et former, sur le verumontanum, une tumeur dont les dimensions n'atteignent jamais un gros volume, mais qu'English a vue sur d'assez nombreux nouveau-nés, et Le Dentu sur un vieillard.

Comme les précédents, ces kystes sont remplis par de la sécrétion prostatique.

Le Dentu a observé une sorte de kyste différent

des précédents. Celui-ci, de 3 centimètres de diamètre, était certainement formé par la réunion de plusieurs petits kystes dont les cloisons avaient disparu, et proéminait dans la vessie. Il laissait les conduits éjaculateurs intacts et communiquait avec la portion prostatique du canal par plusieurs orifices formés par les orifices des canaux glandulaires disparus. Le liquide contenu dans cette poche était du muco-pus.

Quant aux kystes hydatiques de la prostate, on en a cité plusieurs exemples, mais dont l'authenticité est loin de toute contestation, et que nous n'avons pas, par conséquent, à décrire ici.

Les symptômes de ceux que nous avons décrits sont loin d'être caractéristiques et consistent surtout en des difficultés d'uriner qu'on attribue à une cause tout autre, rétrécissement, hypertrophie de la prostate.

Quant au traitement, si le kyste était reconnu, il consisterait à l'ouvrir par le périnée ou le rectum.

PHLÉBOLITHES

Ce sont des concrétions qu'on trouve dans les veines situées sur les parties latérales de la prostate, vers le col de la vessie, dans la partie du plexus prostatique voisin des vésicules séminales.

Ces concrétions, très petites, dépassant rarement

le volume d'un pois, sont surtout fréquentes chez les vieillards, à cause de la dilatation des veines, de leur inflammation et de la stase du sang dans leur intérieur. Contenue ordinairement dans la paroi des vaisseaux, elles sont quelquefois si superficiellement placées qu'on croirait qu'elles vont s'en détacher, ce qui arriverait pour quelques-unes si elles n'étaient retenues par un très mince pédicule.

Les phlébolithes sont exclusivement formés de carbonate et de phosphate de chaux et de magnésie.

MALADIES DES VÉSICULES SÉMINALES

Les vésicules séminales sont en rapport si intime avec la prostate, et par leur continuité et par leurs vaisseaux et leurs nerfs, que leurs maladies, conséquence ordinaire de celles de cette glande, doivent être décrites en même temps. Nous allons donc en faire un exposé succinct, aussi précis et aussi clair que nous le permettront nos connaissances sur ce sujet encore peu étudié.

TRAUMATISMES. — Si la situation des vésicules séminales les met à l'abri des contusions, elle ne les préserve pas absolument de l'atteinte des instruments piquants et tranchants ou des plaies par armes à feu. Ainsi Velpeau raconte qu'un individu s'étant brisé l'ischion, une esquille déchira la vésicule séminale correspondante. On conçoit, d'autre part, que la pointe d'une épée, d'un échalas, d'une canule, puisse atteindre les vésicules séminales. Mais leurs blessures sont, bien plus souvent, la conséquence d'un acte opératoire. La section et la résection des valvules prostatiques par la méthode

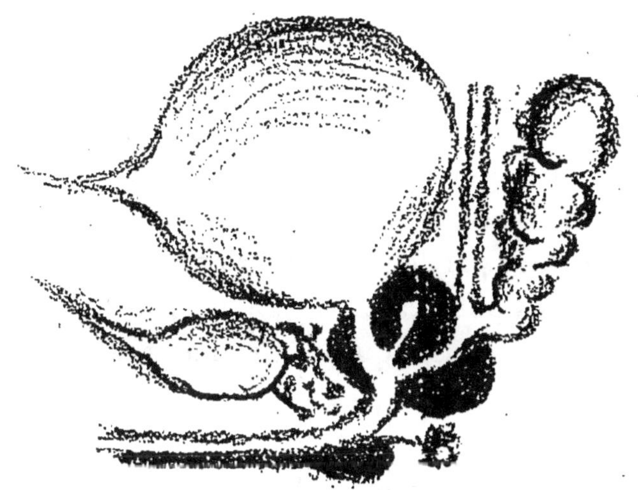

Fig. 37. — Vésicule séminale, canal déférent, conduit éjaculateur traversant la prostate, utricule prostatique, glande de Cowper, bulbe, vessie avec l'ouraque, pubis, plexus de Santorini.

de Mercier, les ponctions périnéo ou recto-vésicales, les ont, en effet, très souvent blessées. Mais le nombre des vésicules séminales sectionnées autrefois dans les tailles périnéales et surtout recto-vésicales a été vraiment considérable.

On a vu, mais très rarement, des ulcérations calculeuses produire des fistules spermatiques, et l'ouverture d'abcès prostatiques entraîner la même conséquence.

Toutes les opérations ou lésions qui entament les vésicules séminales donnent lieu aux mêmes complications : orchite, atrophie testiculaire, dyspermatisme, éjaculation dans la vessie, fistule spermatique. Dans ce dernier cas, le sperme peut sortir mélangé aux matières fécales (Guelliot).

Le traitement des lésions précédentes est uniquement prophylactique : s'abstenir des sections ou résections intra-uréthrales des valvules prostatiques avec les instruments de Mercier et ne les opérer qu'après ouverture de la vessie par l'hypogastre, ou de l'urèthre par le périnée ; remplacer les ponctions et tailles périnéales et rectales par la ponction et la taille hypogastriques, et se hâter d'ouvrir les abcès de la prostate.

SPERMATOCYSTITE. — La spermatocystite ou inflammation non tuberculeuse des vésicules séminales est toujours d'origine blennorrhagique quand elle est aiguë.

Elle se manifeste par une douleur qui, des nerfs des vésicules séminales, s'irradie aux plexus hypogastrique, rénal et vésical. Aussi, se fait-elle sentir au périnée, aux aines, à la partie inférieure de l'abdomen, dans les lombes et les hanches.

La miction, la défécation, le coït surtout, exaspèrent la douleur. La miction, aussi fréquente que dans la cystite, a fait certainement plus d'une fois prendre la spermatocystite pour cette dernière. La défécation est d'autant plus difficile que la spermatocystite se complique de constipation opiniâtre. Le coït, quand les malades s'y laissent aller, est surtout pénible, la sensation de chaleur, de brûlure et principalement de déchirure, qu'il provoque, étant très douloureuse. Cette sensation complique, d'ailleurs, aussi les pollutions nocturnes qui sont fréquentes. Dans les deux cas, il y a hémo ou hématospermie, c'est-à-dire éjaculation sanglante.

Comme pour la prostatite et l'engorgement glandulaire, nul moyen de diagnostic ne vaut le toucher rectal. Il constate d'abord l'augmentation de volume et le changement de forme de la prostate, dont la base se prolonge, de chaque côté, en haut et en dehors, sous forme d'un cylindre de 5 à 6 millimètres de diamètre, plus ou moins appréciable. Ce cylindre, formé par la vésicule séminale enflammée, est très sensible à la pression, surtout au niveau de son abouchement avec le canal déférent.

La spermatocystite qui accompagne presque toujours l'orchite, de concert avec la prostatite, se termine ordinairement par résolution ; mais, dans quelques cas, heureusement rares, elle donne lieu à des péritonites explicables par les rapports des vésicules séminales avec la séreuse abdominale. Chez quelques malades, il se forme, comme chez la femme, un véritable phlegmon sous-péritonéal par contiguïté de la vésiculite au tissu cellulaire qui double la séreuse, à moins qu'il ne s'agisse d'une véritable angioleucite. Aussi, quand, dans le cours d'un écoulement uréthral, ancien ou récent, il survient des douleurs abdominales vagues, inguinales ou même trochantériennes, ne faut-il jamais négliger l'examen rectal des vésicules séminales (Guelliot).

La spermatocystite peut exister isolément, sans accompagnement d'orchite, et se compliquer d'inflammation du tissu cellulaire dont les vésicules sont enveloppées. Ce fait semble confirmer l'origine angioleucique de la phlegmasie.

L'inflammation *chronique* des vésicules séminales est certainement fréquente parce que, outre la blennorrhagie, la rétention d'urine par calcul, la coarctation uréthrale et surtout prostatique, lui donnent très souvent naissance. Chez les vieux prostatiques, les vésicules indurées et volumineuses contiennent du pus, à moins que leur cavité ait disparu, et sont souvent enveloppées par un tissu fibro-celluleux qui les enserre dans une même masse avec la prostate et l'orifice uréthro-vésical.

Comme l'inflammation aiguë, la spermatocystite chronique trouble la défécation, la miction et l'éjaculation. La défécation est difficile, quelquefois douloureuse, et peut être suivie d'épreintes simulant une lésion du rectum ou de l'anus. La miction provoque un spasme plus d'une fois confondu avec un rétrécissement, et des envies fréquentes d'uriner, prises pour celles d'une cystite. L'éjaculation douloureuse se complique d'hémospermie. Enfin, un signe diagnostique important est l'épididymite à répétition.

La phlegmasie vésiculaire pourrait se compliquer de celle du tissu cellulaire périphérique et, consécutivement, de la formation d'une fistule anale dont la fréquence chez l'homme serait ainsi expliquée.

Le traitement de la spermatocystite est encore plus obscur que sa pathologie, la situation des vésicules séminales rendant difficile l'action chirurgicale ou médicale. Tout au plus, le bistouri pourra-t-il en ouvrir les abcès ; car si un grattage est peut-être possible, une ablation de ces réservoirs constituerait, ce me semble, une témérité, sans aucune chance réelle de succès. Le chirurgien devra se contenter d'entretenir la propreté de l'urèthre profond au moyen de grands lavages au permanganate s'il contient des gonocoques, ou avec une solution de nitrate d'argent au 1/1000 ou 1/2000, ou au bichlorure à 1/20000 ou 1/10000 s'il existe d'autres microorganismes ou si l'urine est ammoniacale. La liberté du ventre sera, en outre, maintenue par des purgatifs composés de sels neutres ou des grands lavements d'eau de guimauve. Le traitement médical sera complété par l'introduction de topiques dans le rectum : petits lavements d'eau de guimauve très épaisse, cataplasmes rectaux, suppositoires morphinés ou belladonés.

L'hygiène devra être rigoureusement observée :

abstinence rigoureuse de tout excès, coït et boisson surtout; abandon de l'exercice du cheval et de la bicyclette; rejet de tous les mets excitants.

Ces simples précautions seront aidées par des grands bains tièdes, de l'hydrothérapie, des frictions, du massage.

KYSTES. — Des kystes peuvent naître des vésicules séminales, formés par une dilatation diverticulaire de ces réservoirs. Leur rareté est telle que leurs symptômes sont inconnus et qu'il suffit de signaler la possibilité de leur existence.

CONCRÉTIONS ET CALCULS. — Les concrétions et calculs qui prennent naissance dans les vésicules séminales sont bien plus intéressants.

Les *concrétions* sont formées par des sympexions ou par des agglomérations de mucus. Les sympexions sont des corps azotés, solubles dans l'acide acétique, qui atteignent jusqu'à 1, 2 et 3 millimètres de diamètre. Fréquents chez les vieillards, ils ne sont pas rares chez les jeunes gens; mous au début, ils durcissent en vieillissant. Les agglomérations muqueuses qui prennent ordinairement la forme des sinus aréolaires des vésicules sont cylindriques et peuvent acquérir plusieurs millimètres de longueur. Le mucus dont elles sont constituées est mélangé à des spermatozoaires et à des sels de chaux. L'acide acétique ne les dissout pas, mais augmente leurs stries.

Les *calculs*, qui renferment aussi du mucus, des épithéliums, des spermatozoaires, diffèrent des concrétions par la forte proportion de sels calcaires, phosphate et carbonate de chaux, entrant dans leur composition. Comment se forment les concrétions et les calculs? on l'ignore. Le seul fait positif est leur fréquence chez les continents volontaires ou forcés et chez les vieillards à fonctions génésiques languissantes ou abolies.

Leur seul symptôme, mais il est important, est la *colique spermatique* ou contraction douloureuse, résultant de l'oblitération des conduits éjaculateurs, au moment de l'éjaculation qui est fruste, le sperme n'ayant pas d'issue à moins qu'il sorte teinté de sang, l'oblitération n'étant pas complète. L'*aspermatisme* est, du reste, total alors même qu'un seul éjaculateur serait oblitéré, l'autre se fermant par contraction reflexe.

La miction est troublée dans la colique spermatique : l'envie d'uriner pressante, répétée, précède la sortie d'une urine quelquefois sanglante, qu'accompagne une douleur s'irradiant parfois jusqu'à l'extrémité de la verge.

Comme pour les affections de la prostate et des vésicules séminales précédemment décrites, c'est par le toucher rectal qu'on reconnaîtra l'engorgement de ces dernières. Il permettra de percevoir à la base de la prostate, soit au niveau du sillon médian, soit dans le prolongement d'une de ses cornes, une petite vésicule engorgée. Une sonde dans la vessie la rendra plus saillante et plus facile à sentir.

L'engorgement vésiculaire avait été pris, chez un malade de Reliquet, pour une tuberculose prostatique que le début fort éloigné de l'affection, six ans, devait faire rejeter et, chez un autre, pour un calcul de la vessie, que l'exploration vésicale rendait inadmissible.

Le traitement consiste à calmer la douleur et à débarrasser les vésicules des corps oblitérants.

Les grands bains tièdes prolongés, les petits lavements d'eau de guimauve très épaisse, les cataplasmes rectaux, les suppositoires morphinés et belladonés, les piqûres de morphine, satisferont la première indication ; l'expression des vésicules séminales remplira la seconde. Pour l'exécuter, il suffit, un doigt étant dans le rectum et une sonde dans la vessie, de comprimer modérément et à plusieurs reprises les vésicules séminales entre les deux.

Un moyen plus simple consiste à injecter dans la partie profonde de l'urèthre, et jusque dans la vessie, 100 à 200 grammes d'une solution au nitrate d'argent à 1 ou 2 pour 100, qui sort en dégorgeant les vésicules.

TUBERCULOSE. — Tout à fait au début de la période clinique de la tuberculose, les vésicules sont bosselées par des nodosités si vite ramollies qu'on les constate rarement. Plus souvent, elles forment une masse lisse, volumineuse, peu consistante, donnant au doigt la sensation de certains kystes sébacés ou d'une poche remplie de mastic ou de suif. Le ramollissement de la masse caséeuse les rend fluctuantes jusqu'à ce que la suppuration, s'emparant du tissu cellulaire périphérique, perfore les organes voisins, vessie, rectum, périnée, qui peuvent, d'ailleurs, être préservés par l'épaississement et l'induration de ce même tissu cellulaire. Dans ce cas, les vésicules fibreuses et atrophiées apparaissent au doigt dures et noueuses (Chenet).

La destruction des vésicules séminales semble exercer sur le sens génésique une influence plus néfaste que l'atrophie testiculaire, les désirs vénériens et l'érection disparaissant peu à peu. Mais le fait n'est pas constant; l'autopsie a montré, plus d'une fois, les vésicules tuberculeuses atrophiées chez des individus tourmentés d'érections et de désirs incessants jusqu'à la dernière période de la vie. Plus souvent, il y a exaltation génésique au début et anaphrodisie complète à la fin. La fécondation n'est, du reste, pas rendue impossible par une poussée de granulations, puisqu'on constate, pendant la vie, des spermatozoaires dans le sperme éjaculé et, après la mort, dans les vésicules, fait qui ne doit point étonner, d'ailleurs, puisque les testicules peuvent être sains.

Le traitement sera local et général. Local, il consistera à entretenir la liberté du rectum par de grands lavements d'eau tiède miellés ou glycérinés, à calmer la douleur et les spasmes par les mêmes moyens que ceux employés contre les coliques spermatiques. Si des suppurations et des fistules apparaissent dans le rectum, la vessie, au périnée, les lavages antiseptiques avec de l'eau boriquée et les pansements iodoformés ou salolés avec de la gaze, de la poudre ou de la pommade, seront de rigueur.

Quant au traitement général, il sera le même que celui de la prostatite tuberculeuse.

NÉOPLASMES. — Ils coïncident très rarement avec ceux des organes éloignés, et Guelliot n'en cite pas d'exemples. Résultant, assez souvent, de la contiguïté, surtout prostatique, ils sont plus fréquemment primitifs.

Le diagnostic s'en fait encore par le toucher rectal qui constate un prolongement induré d'une des cornes prostatiques. La production néoplasique peut-elle comprimer l'uretère et produire l'urémie ? c'est probable, sans qu'on puisse l'affirmer.

Quant au traitement, il ne peut évidemment être que palliatif, c'est-à-dire le même que celui des néoplasmes prostatiques, consistant surtout à calmer les douleurs.

HÉMOSPERMIE. — On désigne sous ce nom, et aussi sous celui d'*hématospermie*, l'éjaculation de sperme sanguinolent ou de sang pur, provenant des vésicules séminales.

La teinte du liquide éjaculé est plus ou moins foncée : rose tendre, brun grisâtre, noirâtre, si le sperme a longtemps séjourné dans les vésicules séminales ; rouge pur quand il provient d'une masturbation ou d'un coït excessif, à ce point que les femmes ont pu croire leurs règles apparues ou revenues. La couleur de rouille, qui est la plus fréquente, indique le mélange intime du sperme avec le sang ; tandis que de simples stries rougeâtres résultent de l'inflammation de la prostate ou de l'urèthre profond. La coloration jaune ou brune du sperme prouve qu'il est mélangé de sang ayant longtemps séjourné dans les vésicules séminales, tandis que la teinte café au lait indique sa petite quantité. Enfin, un sperme roux sale et ichoreux montre que des leucocytes sont mélangés au sang.

Tout sperme présentant l'une des colorations précédentes doit être examiné au microscope, seul capable de constater la présence et de juger l'âge des globules sanguins dont la déformation est en raison directe de l'ancienneté. Dans quelques cas, leur matière colorante seule persiste, eux-mêmes ayant complètement disparu.

L'hémospermie est fréquente chez les vieillards dont le sperme renferme, outre les globules sanguins, de petites masses jaunes, provenant d'hémorrhagies antérieures, et des sympexions colorés en rouge presque noir. Ceux-ci, en excoriant les parois de la vésicule séminale, sont, avec la congestion génitale et urinaire inhérente à la vieillesse, l'origine de l'hémorrhagie.

L'hémospermie n'est, d'un autre côté, pas tout à fait rare chez les jeunes gens et les adultes qui s'astreignent à la continence, surtout après des excès. Dans ces conditions, un nouveau marié ne devra pas s'étonner, après plusieurs mois d'abstinence, de voir sa première éjaculation conjugale ensanglantée.

Le même résultat se produit, et pour la même raison, chez les personnes retenues au lit par une affection de longue durée ou un traumatisme.

Le sperme hématique n'est, d'ailleurs, pas nécessairement stérile. Les spermatozoaires n'y disparaissent guère, en effet, que quand le sang s'épanche dans une vésicule enflammée, et alors, ce n'est pas lui, mais la phlegmasie qui les tue.

Le sang de l'hémospermie consécutive à la continence prolongée résulte du vide produit par l'éjaculation à la suite de la congestion qui s'empare de tout réservoir physiologique, distendu par son contenu.

C'est encore à la congestion, mais uniquement à elle, qu'il faut attribuer l'hémospermie des masturbateurs et des excès de coït.

Ce que nous avons dit plus haut du sperme strié de sang, c'est-à-dire dans lequel ces deux liquides ne sont pas mélangés, prouve que dans l'hémospermie ce dernier provient quelquefois d'autres organes que les vésicules séminales. Et, en effet, on comprend parfaitement que les contractions éjaculatrices expriment le sang d'un urèthre, d'une prostate et même d'un testicule enflammé. Un rétrécissement ou un calcul uréthral pourra évidemment provoquer un résultat semblable par l'irritation permanente qu'ils entretiennent dans l'urèthre.

L'éjaculation hématospermique se complique souvent d'une douleur circonscrite à l'urèthre profond quand il est seul malade, mais s'irradiant, quand les vésicules séminales sont envahies, au rectum, à l'anus, au périnée, aux hanches, le long des rameaux du plexus hypogastrique qui sont en communication avec leurs nerfs.

L'éjaculation hémospermique est, en outre, ordinairement précipitée et compliquée, par conséquent, de *prospermatisme*.

Enfin, on voit souvent des vésicules séminales variqueuses coïncider avec des hémorrhoïdes, ce qui n'est pas étonnant, puisque l'hémorrhoïdale moyenne est commune au rectum et aux vésicules séminales. D'autre part, il existe dans le bassin des veines qui communiquent avec le plexus vésico-prostatique et hémorrhoïdal. Il en résulte que, si celui-ci s'engorge, son sang reflue vers les veines des vésicules séminales qui se gonflent et se rompent dans les contractions de l'éjaculation.

Quoi qu'il en soit, l'hémospermie est ordinairement plus effrayante que grave, et la modération dans les rapports sexuels, leur réglementation, le régime, suffiront, la plupart du temps, à la guérir.

Des grands bains tièdes, un peu prolongés, des lavements tièdes d'eau de guimauve ou de sureau épaisse, des purgatifs légers, seront une aide efficace à l'hygiène.

DYSPERMATISME. — On désigne ainsi l'éjaculation lente, difficile ou impossible.

Le dyspermatisme est *symptomatique* et *essentiel*.

Symptomatique, il résulte d'une lésion de l'urèthre, de la prostate ou des conduits éjaculateurs. Un rétrécissement très étroit peut s'opposer d'une façon absolue à la projection du sperme qui reste dans l'urèthre ou reflue dans la vessie : il y a alors *aspermatisme*. Plus souvent, son jet est seulement brisé, et il sort en bavant.

Un calcul ou un abcès de la prostate peut aussi, en comprimant les canaux éjaculateurs, arrêter l'éjaculation si leur conduit est entièrement effacé, ou la ralentir quand il n'est que rétréci.

Des sympexions, des concrétions, des calculs engagés dans les conduits éjaculateurs produisent plus sûrement encore les mêmes effets. Enfin, les vieilles blennorrhagies, les cautérisations trop énergiques ou trop répétées, en ulcérant ou rétrécissant l'orifice des conduits éjaculateurs, ont pu donner lieu au dyspermatisme. D'autres fois, des brides, des cicatrices, dévient ces mêmes orifices qui ne lancent plus le sperme en avant, vers le méat, mais en arrière, dans la vessie.

La manœuvre qui consiste à comprimer le périnée avec le doigt ou un instrument approprié pendant l'éjaculation, pour arrêter la projection du
sperme et prévenir son action, expose aux mêmes
lésions.

Le dyspermatisme *essentiel* est beaucoup plus
difficile à expliquer, puisqu'il s'observe avec des
organes génitaux absolument normaux et chez des
individus bien portants.

Cette sorte de dyspermatisme est permanente
ou passagère, absolue ou relative (Guelliot). Permanente, quand il n'y a jamais éjaculation volontaire ; passagère, si elle a lieu par intermittence ;
absolue, quand non seulement les éjaculations
volontaires ont disparu, mais que les pollutions
nocturnes elles-mêmes n'existent plus ; relative, si
l'éjaculation se produit dans les rêves, par la masturbation, avec une femme plutôt qu'avec une
autre.

Le dyspermatisme essentiel, car nous supposons
les organes génitaux sains, est incontestablement
une névrose, et résulte, chez le plus grand nombre,
d'une impression psychique : amour excessif, idéal
et platonique chez l'un ; crainte d'un échec, ou
préoccupation d'un premier début chez l'autre. La
preuve de cette origine nerveuse c'est la possibilité, dans bien des cas, d'accomplir le coït normalement avec toute autre femme qui, n'inspirant pas
le respect, fait disparaître la timidité ou la crainte ;
et, en supposant que le dyspermatisme soit la con-

séquence de la présence d'une femme quelconque, on reconnaît très bien son origine uniquement fonctionnelle, car l'individu qui en est victime éjacule en se masturbant.

Il est des dyspermatismes inexplicables. Tel celui de cet élève en pharmacie que j'ai connu et chez lequel l'éjaculation ne se produisait qu'après une copulation prolongée pendant un quart d'heure et plus, quoiqu'il fût parfaitement conformé sous tous les rapports.

Le dyspermatisme, interrompu par le sommeil ou les rêves, s'explique par l'indépendance d'action des centres nerveux, moelle et cerveau. Pendant le jour, les impressions troublent les ordres du cerveau qui devient, dès lors, impuissant à les conduire, au travers la moelle, jusqu'aux organes génitaux; tandis que, pendant la nuit, la moelle agit dans toute son indépendance et répond, sans obstacle, aux impressions qu'elle reçoit.

Mais, quand le dyspermatisme est absolu, que, par conséquent, le malade n'a plus ni éjaculations volontaires, ni pollutions nocturnes, et que cependant l'examen le plus attentif trouve les centres nerveux et les organes génitaux absolument intacts, à quoi attribuer le dyspermatisme? A un spasme des conduits ou à un manque de contractilité des muscles éjaculateurs. La vérité de cette double hypothèse semble prouvée, au moins pour certains sujets, par le succès des antispasmodiques dans le premier cas, et des toniques dans le second.

Pour quelques autres, la cause est absolument introuvable, témoin ce jeune homme de vingt-quatre ans, absolument bien portant et bien constitué, dont les organes génitaux paraissaient parfaitement sains, et qui, au dire d'Ultzmann, n'avait jamais éjaculé, en dépit de ses vigoureuses érections et de ses nombreux rapports sexuels [1].

Il est évident, d'autre part, que, dans le dyspermatisme d'origine psychique, le point de départ étant dans les centres nerveux, la cause intrinsèque du défaut d'éjaculation doit être la même, spasme ou atonie.

Donc, la strychnine, le quinquina, la kola, dans un cas; le bromure, les bains tièdes, dans l'autre; l'hydrothérapie chaude ou froide, suivant qu'il y a spasme ou atonie, seront absolument indiqués.

Mais c'est à vaincre son trouble, à dominer son émotion, que l'homme devra, dans certaines circonstances heureuses, mais difficiles, concentrer son énergie. En affrontant hardiment le plus impressionnant regard, la victoire couronnera son audace.

La *polyspermie* est autrement rare que la dyspermie ou l'aspermie. Ultzmann cite cependant le cas d'un homme de quarante ans, vigoureux et nerveux, souffrant de polyurie, de spasme uréthrocystique et de pollutions nocturnes si abondantes qu'il mouillait largement son caleçon et son lit, et

---

[1] *Névroses*, etc., trad. par H. PICARD.

dont les éjaculations du coït étaient si copieuses que les femmes l'accusaient de pisser dans leur vagin. De mon côté, j'ai pu constater chez un jeune homme de vingt-deux ans des taches de pollutions, chaque nuit renouvelées, d'une grandeur et d'une multiplicité incroyables.

Prospermatisme. — Le prospermatisme ou éjaculation précipitée est un phénomène relativement fréquent, *symptomatique* ou *essentiel*, comme le dyspermatisme.

Symptomatique, il résulte d'une sensibilité trop exquise du fond de l'urèthre ou du gland, qui engendre une rapidité excessive du réflexe éjaculatoire. Il tombe, en effet, sous le sens qu'une région prostatique enflammée chroniquement répondra plus vite qu'une muqueuse normale aux manœuvres de la copulation ; de même que le moindre attouchement d'un gland presque intact encore, ou récemment découvert, sera suivi d'éjaculation précipitée.

Le prospermatisme essentiel est certainement d'origine nerveuse ; soit que le cerveau, trop impressionnable, cède plus vite aux impressions, ou qu'il s'abandonne hâtivement à la satisfaction d'une jouissance ardemment désirée ; soit qu'une moelle encore novice dans les plaisirs de l'amour, ou trop irritable, réponde trop vite aux appels dont elle est l'objet. Dans tous les cas, il semble bien que l'éjaculation précipitée résulte d'une contraction prématurée des organes génitaux, en général, et des vésicules séminales, en particulier.

L'âge auquel apparaît le prospermatisme donne raison à son origine nerveuse. Ce sont, en effet, les débutants dans la vie génitale et les rapports sexuels qui s'en plaignent.

Symptomatique ou essentiel, il a les mêmes effets : éjaculation en dehors des organes génitaux de la femme, ou à peine le pénis intromis dans le vagin, en sorte que, la copulation n'existant pour ainsi dire plus, le plaisir disparaît.

Contre le prospermatisme essentiel la pratique du coït est certainement le meilleur remède, l'exercice et l'habitude aguérissant les courages et confirmant les audaces. Peut-être un peu de bromure et quelques douches chaudes pourraient-ils être essayés contre la trop vive appréhension des sujets impressionnables.

Le dyspermatisme symptomatique ne demande pas d'autre traitement que celui de la maladie qui lui donne naissance. On soignera donc les vieilles inflammations du fond de l'urèthre, de la prostate, des vésicules séminales, du gland, en faisant, au besoin disparaître, ou simplement en dilatant un prépuce ou incisant un méat trop étroits.

SPERME — POLLUTIONS — SPERMATORRHÉE

La description de la prostatite chronique et des maladies des vésicules séminales a besoin d'être complétée par quelques mots sur le *sperme* et les affections caractérisées par un flux de ce liquide : les *pollutions* et la *spermatorrhée*.

Sperme. — Il est le résultat de la sécrétion du testicule à laquelle se mélange le produit d'élaboration de l'épididyme, du canal déférent, des vésicules séminales et, au moment de l'éjaculation, celui de la sécrétion de la prostate, des glandes de Cowper et de Littre.

L'élément essentiel et indispensable à la fécondation, dans le sperme, est le *spermatozoaire*. Uniquement produit par le testicule, il en sort tout développé, pour pénétrer dans la queue de l'épididyme et le canal déférent. En ce point, le sperme n'a pas d'odeur; consistant comme de la crème, d'un blanc mat, opaque, quelquefois jaunâtre, il se mélange à un liquide brunâtre ou gris jaunâtre avec lequel il pénètre dans les vésicules séminales. Celles-ci sécrètent abondamment un liquide de consistance crémeuse, pas visqueux, gris jaunâtre ou blanchâtre, parfois brunâtre, dans lequel, chez les vieillards et ceux n'ayant pas eu de rapports sexuels depuis longtemps, on trouve de si nombreuses hématies qu'elles peuvent teindre en rouge le sperme éjaculé ; mélangé à cette nouvelle sécrétion, le sperme en prend la couleur.

La quantité de sperme expulsée par chaque éjaculation est en raison directe de la continence du sujet, mais varie généralement entre 2 et 5 grammes.

Le sperme normal éjaculé a la couleur blanche de la colle de farine cuite, une odeur caractéristique, une réaction alcaline. Sa consistance, visqueuse comme celle du miel, au moment de l'éjaculation, devient presque aussitôt gélatineuse, puis plus liquide, de cinq à dix minutes après.

Versé dans un tube à expérience et laissé au repos pendant quelques heures, le sperme se divise en deux couches superposées, d'égale hauteur quand il est normal : l'inférieure, blanche opaque, contient les spermatozoaires ; la supérieure, semblable à du petit-lait, est transparente et ne laisse voir que des cellules et des détritus. La puissance fécondante du sperme est en raison directe du nombre des spermatozoaires de la couche inférieure.

Une goutte de sperme normal, récemment éjaculé, montre, au microscope, une multitude de corps en mouvement qui sont des spermatozoaires. Sains et bien conformés, ils sont formés d'une extrémité antérieure ovalaire, renflée ou aplatie, qui est la *tête*, à laquelle fait suite le *corps*.

terminé par une extrémité filiforme et sinueuse, constituant *la queue*, dont la réunion avec le corps dépasse dix fois la longueur de la tête.

Un spermatozoaire en bonne santé est encore mobile douze heures après l'éjaculation.

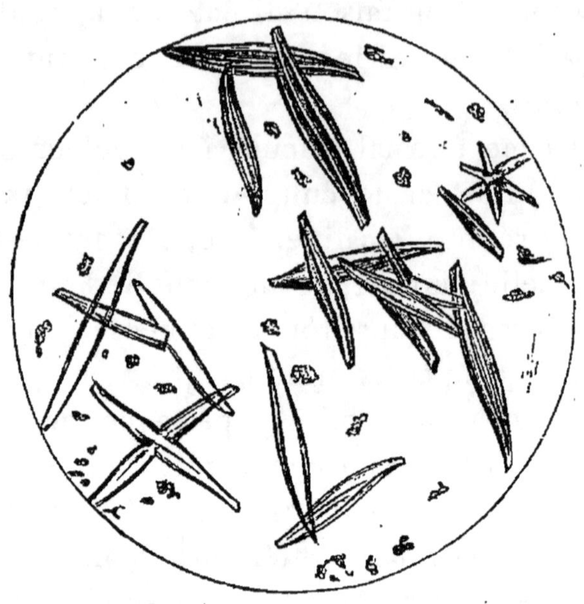

FIG. 38. — Cristaux du sperme.

Le sperme normal, au repos pendant deux ou trois jours, laisse déposer des cristaux rhomboédriques transparents, formés de phosphate de magnésie exempt d'ammoniaque. La rapidité avec laquelle ces cristaux se déposent est en raison inverse de la fécondité du sperme. Celui-ci, en effet, est-il agité par les mouvements de nombreux et vigoureux spermatozoaires, les cristaux ne s'y déposent que vers le troisième jour. Ceux-là sont-ils petits, morts ou absents, les cristaux se montrent une demi-heure après l'éjaculation.

POLLUTION. — On appelle ainsi une copieuse éjaculation s'effectuant la nuit, pendant le sommeil, avec érection et jouissance.

SPERMATORRHÉE. — C'est un écoulement de sperme s'effectuant par jet ou goutte à goutte; mais, contrairement à la pollution, sans érection ni jouissance, et aussi bien la nuit que le jour. La pollution a pour cause une contraction des fibres musculaires des vésicules séminales, la spermatorrhée une atonie des conduits éjaculateurs.

Les *pollutions* se produisent surtout à l'époque de la puberté, chez les jeunes gens dont les désirs naissants ne reçoivent pas satisfaction. Accompagnées de rêves érotiques, elles se répètent d'autant plus souvent que le sujet est plus continent et plus vigoureux.

Ces pollutions suffisamment espacées, huit à dix jours, sont non seulement normales, mais salutaires, en venant au secours du continent, plus dispos le lendemain de corps et d'esprit. Elles résultent de l'action des nerfs, des vésicules séminales, distendues par le sperme, sur la moelle dont le centre génital n'étant plus modéré, pendant le sommeil, par l'action du cerveau, répond à la plus légère sollicitation de ses réflexes.

Les pollutions ne deviennent pathologiques qu'en

se multipliant, et confinent alors évidemment à la spermatorrhée ; car, sans aucun doute, les conduits éjaculateurs et même les muscles périnéaux ont alors perdu en partie leur tonicité.

Il existe, d'autre part, des éjaculations spéciales, qui ne sont ni des pollutions, ni de la spermatorrhée. Elles se produisent, pendant le jour, chez les nerveux, continents depuis longtemps, à la suite d'une idée, d'une lecture lascive, du contact d'une femme, d'une émotion tout à fait étrangère à l'autre sexe. Ce sont encore ici les nerfs des vésicules séminales distendues qui excitent par action réflexe le centre génito-lombaire de la moelle que le cerveau, impressionné par ailleurs, ne modère plus.

La *spermatorrhée* se présente sous des formes variées. L'écoulement spermatique a lieu pendant la nuit quand le malade est endormi, sans rêve, érection, ni plaisir. Le liquide en quantité variable laisse sur le linge des taches dont l'étendue et le nombre varient avec elle. Ces taches sont, avec la fatigue, les seuls indices révélant au malade l'accident survenu. Pendant le jour, un attouchement du gland peut provoquer l'expulsion du sperme, qui sort sans érection et en bavant.

A l'examen microscopique, les taches présentent des spermatozoaires d'autant plus rares, plus courts et plus grêles, que l'affection est plus ancienne. Le sperme frais montre leur peu de vigueur, quelquefois même leur inertie complète.

Cette sorte de spermatorrhée est l'apanage à peu

près exclusif des jeunes gens. Engendrée souvent par la répétition des pollutions et trop fréquemment par la masturbation et les excès de coït, elle est la seule véritablement sérieuse.

Il existe, en effet, d'autres spermatorrhées qu'on peut considérer pour ainsi dire comme normales. Telle est celle qui, chez les continents constipés, est constituée par la sortie de quelques gouttes de sperme pendant la défécation, et qui a pour cause la contraction du releveur de l'anus. Sous l'influence des efforts nécessaires à l'expulsion d'un bol fécal, dur et volumineux, ce muscle soulève le sphincter anal et la partie correspondante du rectum, en comprimant ledit bol fécal sur les vésicules séminales dont il exprime le contenu.

Le liquide ainsi expulsé est quelquefois projeté en deux ou trois jets et avec une certaine jouissance, phénomènes qui, par leur analogie avec ceux de l'éjaculation, ne sont pas sans frapper vivement l'imagination de celui qui les subit. Ce liquide diffère de celui des pollutions et de la vraie spermatorrhée qui est du véritable sperme, en ce qu'il n'en possède pas l'odeur. Gris clair, non visqueux, il contient peu de spermatozoaires, mais beaucoup de cylindres muqueux et des cellules prismatiques du verumontanum.

Une autre sorte de spermatorrhée des continents est celle qui se produit pendant la miction. Elle résulte de l'accumulation d'une petite quantité de spermatozoaires dans la portion profonde de l'urèthre. Ceux-ci, agglutinés par du mucus, sont entraînés par l'urine où ils forment des filaments dans lesquels le microscope les constate facilement.

Quand la continence a été longue et pas interrompue par des pollutions, l'urine entraîne, quel-

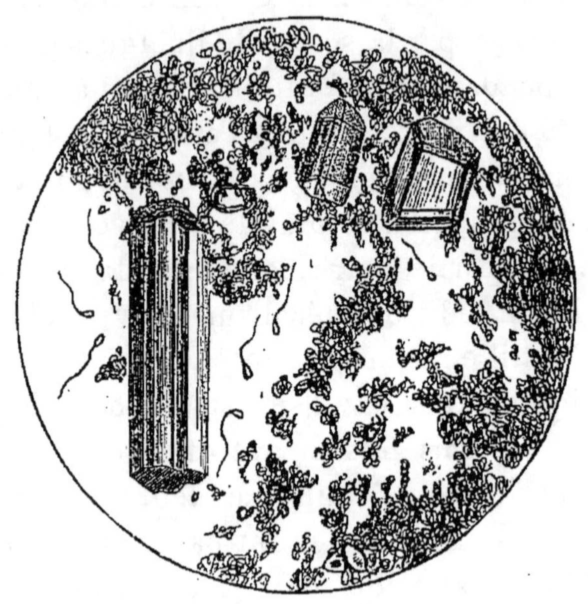

Fig. 39. — Carbonate de chaux amorphe, phosphate de magnésie, spermatozoaires.

quefois au début, plus souvent à la fin de la miction, du sperme mélangé à ses dernières gouttes. Celles-ci, épaisses et grisâtres, n'ont pas la couleur du sperme, parce qu'elles ne renferment ni liquide prostatique, ni sécrétion des glandes de Cowper et de Littre. La contraction des muscles du périnée nécessaires à l'expulsion des dernières gouttes

d'urine, explique très bien que les vésicules séminales distendues soient alors comprimées et que
leur contenu soit en partie chassé.

Chez ceux qui ont eu de nombreuses ou de
longues blennorrhagies, et dont la partie profonde
de l'urèthre est malade, et chez les rétrécis, il peut

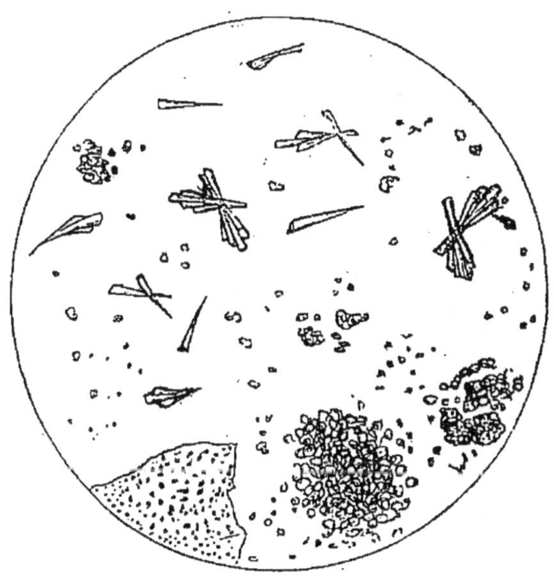

FIG. 40. — Carbonate de chaux à petits grains et phosphate
de chaux cristallisé.

y avoir aussi entraînement de spermatozoaires par
les mictions. Ceux-ci peuvent alors être mélangés
à du carbonate de chaux et à du phosphate de magné-
sium parce que l'urine est décomposée.

En dehors de ces vraies spermatorrhées, il en
existe une *imaginaire*, la plus fréquente de beaucoup incontestablement. Parmi ceux qui s'en croient

atteints, les uns ont, le matin, une goutte blanche, opaline ou jaunâtre, plus ou moins filante, apparaissant spontanément ou par expression, qu'ils prennent pour du sperme. Les autres conservant, comme les précédents, un vieux reste de blennorrhagie, rendent avec leur urine des fils de longueur variable, plus

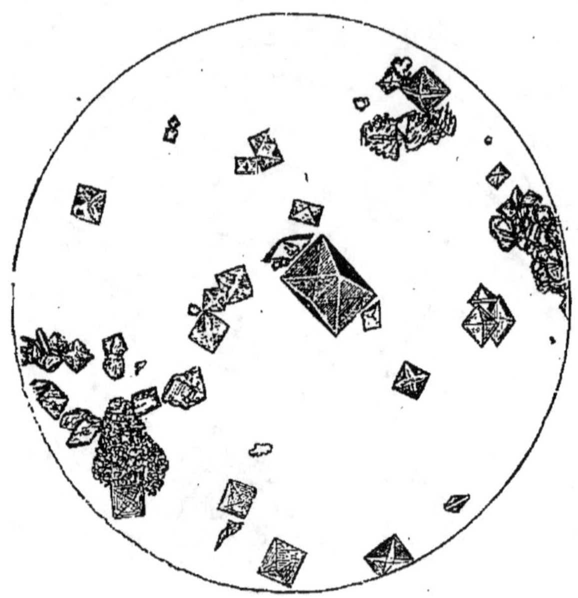

FIG. 41. — Oxalate de chaux.

ou moins minces et striés, renflés ou non à leur extrémité, qu'ils prennent pour des agglomérations de sperme, alors qu'ils sont constitués par du pus et des cellules épithéliales enveloppées de mucus, roulés par l'urine ou par des moules des glandules de l'urèthre. Si leur urine est trouble, ils l'attribuent à son mélange avec du sperme, quand elle tient tout simplement en suspension du carbonate de chaux amorphe ou en petits grains, reconnaissable à ce que l'addition d'acide acétique en dégage de l'acide carbonique et du phosphate de chaux amorphe. Ces sédiments amorphes sont quelquefois mélangés à des petits cristaux acicculaires de phosphate de calcium bi-calcique. Ces dépôts se forment de préférence dans l'urine des anémiques et, fait utile à connaître, chez ceux qui ont absorbé des alcalins. Ces sels se déposent dans l'urine chauffée en y formant un nuage semblable à celui produit par l'albumine, mais qui disparaît par l'addition d'acide acétique. Dans l'urine des névrosés on trouve plutôt l'oxalate de chaux qui, comme les carbonates et les phosphates, peut la rendre opaline. Insoluble dans l'acide acétique, il est soluble dans les acides azotique et chlorhydrique.

Le phosphate de chaux est rarement mélangé au phosphate de magnésie dans les urines des malades dont nous parlons, mais tous ces sédiments peuvent y être parsemés de spermatozoaires.

Très rarement, on rencontre dans l'urine de ces malades de l'indigo en masses bleues ou en petites écailles pouvant teindre le sédiment urinaire en bleu ou former sous les spermatozoaires des feuillets d'un bleu d'intensité variable.

Les pollutions trop répétées surexcitent le système nerveux, laissent le malade courbaturé, moins dispos et moins apte au travail intellectuel. La tête est lourde ; il y a une certaine difficulté de penser et une vague inquiétude.

Dans la vraie spermatorrhée, à la lourdeur de tête s'ajoute une sensation de tiraillement à l'occiput et des vertiges. Le malade est si nerveux qu'il tressaille au moindre bruit ; son visage change de couleur à la moindre impression ; ses yeux sont mobiles et inquiets ; sa parole est troublée ou lui fait défaut. Il se plaint d'étouffements et de palpitations du cœur. Ses muscles sont perpétuellement agités par des contractions musculaires légères et multipliées. Le canal est hyperesthésié, tandis que la peau des organes génitaux a perdu sa sensibilité à l'excitation électrique. Heureusement la spermatorrhée vraie est excessivement rare, tellement qu'une vie de spécialiste ne suffit pas toujours à en rencontrer un cas. Aussi ne doit-on guère tenir compte des descriptions de Lallemand et de ses successeurs, celles-ci, sur lesquelles vivent encore quelques médecins, étant d'une exagération évidente.

Contre les pollutions normales et morbides il n'existe qu'un remède, le coït. Or, ici se pose une question délicate, puisqu'elle se complique d'une grave question morale : les rapports sexuels peuvent-ils être conseillés, par un médecin, à un jeune homme à peine sorti de l'adolescence ? Poser cette question étant la résoudre, dans la plupart des cas, le médecin se bornera à calmer le nervosisme de l'individu et à maintenir ses forces. Contre le nervosisme il n'existe pas de meilleur remède que le bromure à haute dose : 3 à 4 grammes par vingt-quatre heures dans une grande quantité de lait ou d'eau sucrée. Les forces seront soutenues par la coca, la kola, le quinquina, l'arsenic. Enfin, chez ces mêmes individus, on emploiera avec le plus grand avantage les grands bains tièdes à 28 ou 30 degrés, et les douches en pluie à la même température.

Dans la spermatorrhée, on interdira, au contraire, le coït et surtout la masturbation. Le malade devra cesser tout travail intellectuel et physique, s'en aller à la campagne, à la mer ou dans les montagnes, et s'y mettre quelque temps au régime du lait. Cet aliment facilement assimilable constituera, pour lui, la meilleure nourriture. Plus tard, tous les aliments excitants, thé, café, liqueurs, vin pur, bières fortes, seront évités. On s'en tiendra à l'eau rougie et aux viandes rôties. Le repas du soir sera surtout surveillé et peu abondant.

Le sommeil devra être de sept heures au plus, le lever matinal, le matelas dur, l'oreiller en crin, la couverture légère, le décubitus dorsal évité.

Le malade pissera complètement le soir en se couchant, le matin en se levant, et entretiendra exactement la liberté du ventre, la réplétion des organes abdominaux suffisant à provoquer les réflexes.

L'atonie, l'anémie, fatalement inhérentes à la spermatorrhée, seront combattues par le quinquina, la strychnine, la caféine, le fer, l'arsenic, le seigle ergoté.

L'hydrothérapie, bien entendu, sera mise ici en

usage, non plus en douches tièdes, mais froides ou écossaises.

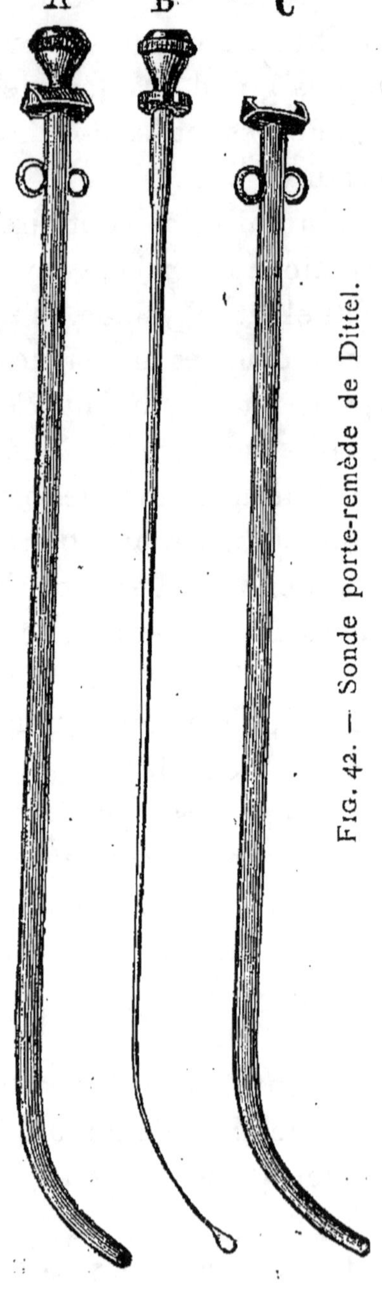

Fig. 42. — Sonde porte-remède de Dittel.

L'électricité devra être essayée sous forme de légers courants continus, répétés chaque jour pendant dix minutes, le pôle zinc frottant les cordons spermatiques, le pénis, le périnée, l'autre étant appliqué sur les vertèbres lombaires.

Le traitement local, d'une efficacité supérieure, consiste à toucher la partie prostatique congestionnée par les pollutions et surtout les excès de coït et de masturbation, avec des topiques dont le nitrate d'argent est le plus efficace. Les instillations que nous avons décrites sont encore la meilleure manière de l'appliquer, n'étant jamais suivies de complications, si condensées que soient les solutions employées.

Ultzmann se servait de petits suppositoires au tannin (50 centigrammes), et beurre de cacao, q. s., pour cinq suppositoires, contre l'hyperhémie prostatique.

Quand la maladie était plus invétérée, mais rarement, d'ailleurs, il avait recours à des suppositoires contenant du nitrate d'argent solide (nitrate d'argent, 10 centigrammes; beurre cacao, q. s., pour 5 suppositoires du volume d'un grain d'orge) ; les suppositoires étaient introduits au moyen du porte-remède de Dittel. Celui-ci consiste en une sonde d'argent à bout coupé dans laquelle pénètre un mandrin terminé par une olive qui en obture l'orifice. Celle-ci étant introduite jusqu'au fond de l'urèthre, pendant qu'un doigt dans le rectum presse sur l'orifice uréthro-vésical et le ferme, il suffit, le mandrin étant retiré, de pousser avec lui, dans l'intérieur de la sonde, et jusque dans la région prostatique, le suppositoire qu'on y laisse fondre.

Si ceux au tannin sont assez bien supportés, il n'en est pas de même de ceux au nitrate d'argent, qui

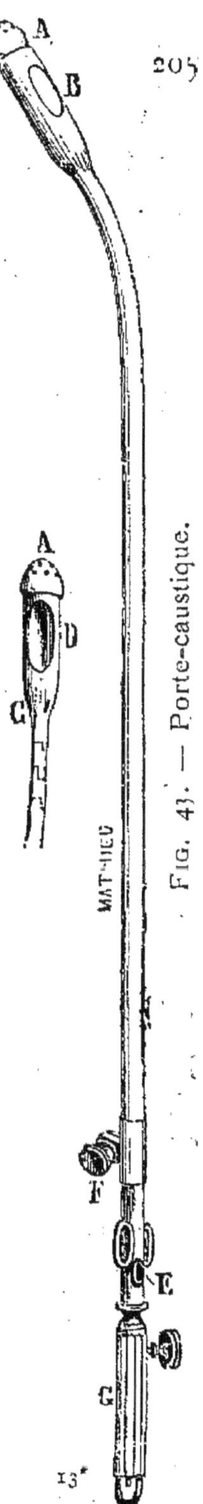

Fig. 43. — Porte-caustique.

provoquent de la douleur, des hémorrhagies, de la rétention d'urine, et exigent un repos au lit de plusieurs jours.

On se servait autrefois, pour les applications de nitrate d'argent solide dans l'urèthre profond, de porte-caustiques de Lallemand et Mercier, dont les inconvénients étaient les mêmes.

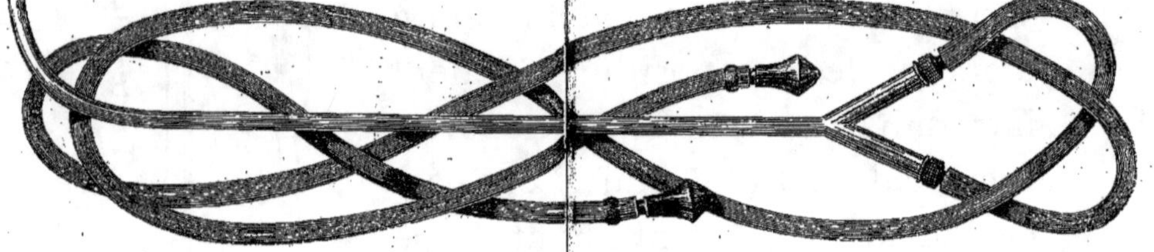

Fig. 44. — Psychrophore.

Ultzmann vante, contre la prostatite chronique et l'hyperhémie provocatrice des pollutions et des pertes séminales, la réfrigération du fond de 'urèthre qu'on obtient au moyen de la sonde réfrigérante (psychrophore de Winternitz). Elle consiste en une sonde métallique à double courant, munie à l'orifice d'entrée et de sortie de tubes en caoutchouc de longueur appropriée. L'extrémité du tube d'arrivée plonge dans un vase, rempli d'eau froide, placé au-dessus du malade, celle de celui de sortie dans un vase vide. En aspirant à l'orifice de ce der-

nier tube, on amorce l'appareil dont l'eau coule dans la sonde jusqu'à épuisement. Celle-ci, tiède au début, est amenée peu à peu à la température de l'eau de puits, qui doit être préférée.

Je ne ferai que mentionner le compresseur prostatique de Trousseau contre les pertes séminales. Formé d'une olive qu'on introduit dans le rectum pour comprimer les conduits éjaculateurs, il est en général, mal supporté.

L'avertisseur de Minière vaut mieux contre les pollutions nocturnes. C'est une sorte d'anneau en bois, communiquant par des fils avec une pile munie d'un timbre. On passe la verge au travers et, dès qu'une érection survient, sa distension établit le courant, en faisant sonner le timbre qui réveille le malade avant l'éjaculation.

MICROBES

Presque toutes les maladies des organes génito-urinaires étant engendrées par des microbes, nous ne pouvons les décrire exactement, sans exposer, au moins succinctement, ce que la science nous apprend sur ces infiniment petits. Nos connaissances, sur ce sujet, ont, à vrai dire, peu servi la thérapeutique; mais elles éclairent d'un jour si éclatant leur pathogénie et satisfont si complètement l'esprit que la reconnaissance des malades et des médecins doit être à jamais acquise à leurs auteurs. Du reste, dès maintenant, certaines des maladies dont nous nous occupons, la blennorrhagie en particulier, ne peuvent être diagnostiquées exactement quand on ne sait pas reconnaître les microbes qui les engendrent.

GONOCOQUE

Le plus important, pour nous, de ces microorganismes, est le *gonocoque*, parce qu'il est l'origine et la cause de la blennorrhagie, qui engendre à son tour, une foule de maladies des voies urinaires : urétrite, prostato-cystite, urétéro-pyélite, et que sa prolifération, d'une facilité sans égale, le diffuse à l'infini dans un temps très court : plusieurs générations en vingt-quatre heures.

C'est un diplocoque, découvert en 1879 par Neisser, que ses dimensions, 1,25 μ de long sur 0,7 μ de largeur, permettent de voir distinctement avec un grossissement de 350 à 400 diamètres : oculaire 2, objectif 6 Verick, remplacé avantageusement par l'objectif à immersion dans l'huile 1/12.

Ce diplocoque a la forme d'un double haricot dont les deux moitiés se regardent par le hile. Rarement disséminé ou réuni en deux ou trois couples, il forme, presque toujours, des agglomérations caractéristiques de vingt-cinq, cinquante, cent et même cent vingt individus. Ordinairement enfermés dans des globules du pus, autour de leurs noyaux, quel-

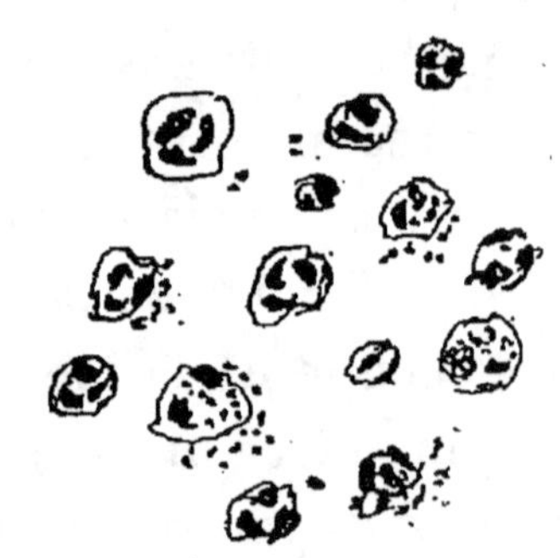

FIG. 45. — Globules de pus et gonocoques.

quefois disséminés entre ces mêmes globules, ils occupent aussi parfois, mais très rarement, les cellules épithéliales.

Possibles à voir sans coloration, les gonocoques apparaissent dans les cellules de pus, comme des grains réfringents assez volumineux.

Mais les couleurs d'aniline les teignent si rapidement et dessinent leurs contours avec une telle netteté qu'il ne faut jamais les examiner sans elles.

Rien de plus facile, d'ailleurs, que ce genre de préparation.

Le malade n'ayant pas uriné depuis longtemps, on lave le méat avec de l'ouate imbibée de liqueur de Van Swiëten sans alcool. Alors, si l'écoulement est abondant, on laisse tomber la première goutte qui contient souvent peu de gonocoques et, avec la pointe d'un mince fil de platine flambé, on prend

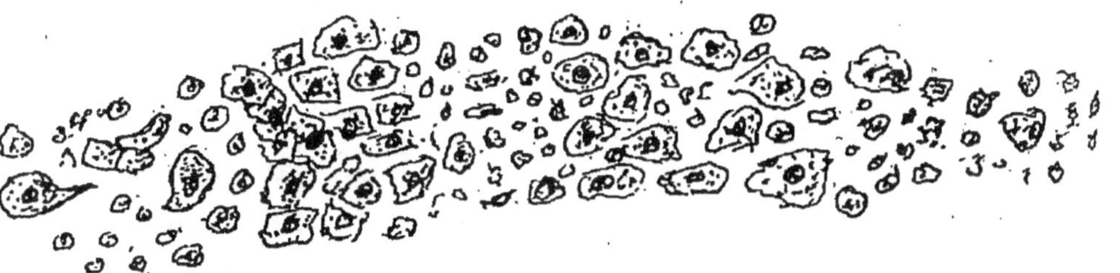

Fig. 46. — Fil d'uréthrite chronique.

sur la goutte suivante une parcelle de pus qu'on étend sur une *plaquette* en couche aussi mince que possible. Quand il n'y a plus qu'un suintement, on exprime l'urèthre et on opère de même. Au besoin, si rien ne paraît au méat, on gratte légèrement les parois de l'urèthre, l'inférieure surtout, avec le fil de platine dont on a replié la pointe en O.

La plaquette ainsi chargée, étant chauffée avec précaution, jusqu'à ce que le pus soit desséché, on laisse tomber sur lui, avec un compte-goutte, quelques gouttes de bleu de Löffler :

Potasse au 1/10000................................... 3 cent. c.
Solution alcoolique saturée de bleu de méthyle. 1   —

qu'on lave largement, quoique sous un mince filet d'eau, deux ou trois minutes après. Il suffit alors, la plaquette étant séchée entre deux papiers à filtre, de laisser tomber une goutte d'huile sur la partie colorée et d'examiner avec l'objectif à immersion. Si, en effet, les objectifs ordinaires peuvent au besoin suffire, celui-ci leur est infiniment supérieur.

Ce procédé, si bon soit-il, ne donne pas toujours la netteté nécessaire, soit que la lamelle ait été trop chargée de pus, soit que, le lavage n'ayant pas été assez rapidement opéré, la coloration trop intense ne permette pas de distinguer les détails. Pour remédier à ces inconvénients, il suffit de laisser tomber sur la préparation quelques gouttes d'alcool absolu qu'on lave presque aussitôt et largement avec un filet d'eau.

Il existe malheureusement dans le pus blennorrhagique des microorganismes dont la forme, assez semblable à celle des gonocoques, peut créer une confusion. Aussi doit-on, en cas d'embarras, soumettre la préparation à la méthode de décoloration de Gram, à laquelle, comme l'a montré Roux de Lyon, le gonocoque ne résiste pas. Pour cela, la préparation colorée étant séchée délicatement à la flamme, on la plonge dans la solution iodo-iodurée de Gram :

Iode métallique...............................	1 gr.
Iodure de potassium.........................	2 —
Eau distillée........	300 —

où elle devient noirâtre, pendant deux minutes ;

puis, on la décolore à fond en laissant tomber dessus, goutte à goutte, de l'alcool absolu. On sèche et on examine. Les gonocoques vrais, ne prenant pas le Gram, sont décolorés et, par conséquent, invisibles; seuls les microbes ayant résisté à la décoloration peuvent être vus.

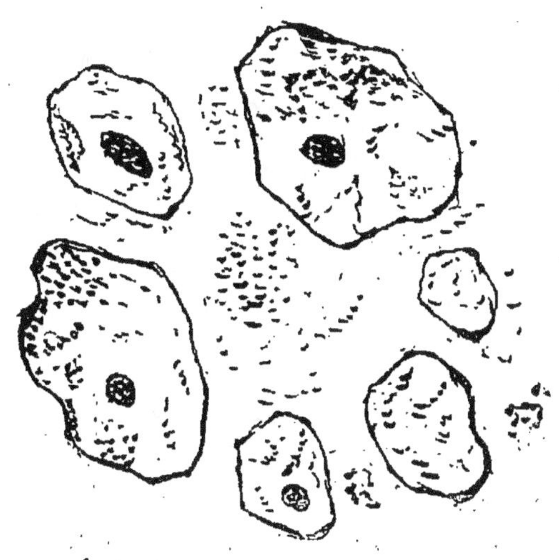

Fig. 47. — Épithélium et microbes des écoulements postblennorrhagiques.

La préparation décolorée par le Gram peut être soumise à une coloration d'une teinte différente de la première: fuchsine, éosine en solution concentrée, qui teignent les gonocoques en rouge. De cette façon, leur couleur rouge, contrastant avec celle des microbes colorés en bleu, les rend plus évidents.

Les manipulations précédentes, compliquées à la lecture, sont si simples et si rapides en pratique, qu'on peut les exécuter facilement, tout en consultant le malade.

Par malheur, leurs résultats ne donnent pas toujours une conviction absolue et doivent, pour entraîner la certitude, être complétés par des cultures. Or, celles-ci sont difficiles, le meilleur terrain étant l'agar associée au sérum de sang humain, extrait du placenta à la naissance. Dans ces temps derniers, cependant, on a pu cultiver le gonocoque sur l'agar, mélangée à de la gélatine peptonisée.

Mais, sans avoir recours à ces agents de culture difficiles à se procurer, il suffit d'ensemencer de la gélatine ou de l'agar. Si l'ensemencement cultive, on n'a pas affaire à du gonocoque; celui-ci, comme nous venons de le voir, ayant besoin, pour cela, d'un milieu spécial.

Le rôle du gonocoque étant d'engendrer la blennorrhagie de l'homme et de la femme, on saisit tout de suite son importance pathologique. Et encore, n'est-ce pas seulement par le coït, loin de là, mais par l'intermédiaire d'un agent quelconque, doigt, linge, éponge, qu'il sera assez souvent déposé sur les tissus, mécanisme qui, bien mieux que le contact vénérien, explique sa présence sur l'œil et surtout la vulve des petites filles ou même des adultes vierges.

Aussi, en médecine légale, le gonocoque n'est-il pas admis comme preuve irréfutable de l'origine vénérienne d'un écoulement, par cette raison qu'on l'a trouvé dans les flux génitaux d'enfants n'ayant subi aucun contact vénérien.

Mais le gonocoque exercera une action indirecte

bien autrement étendue et funeste que celle inhérente à sa nature, en nécrosant les épithéliums et préparant un terrain de culture sans rival, inimitable et d'une fertilité inouïe, à une foule de microbes pathogènes : staphylocoques, streptocoques, *coli commune*, qui, outre les cystites, les prostatites, les épididymites chez l'homme, engendreront des métrites, des salpingites, des pelvi-péritonites chez la femme, des ophthalmies purulentes chez les deux, et à tous les âges.

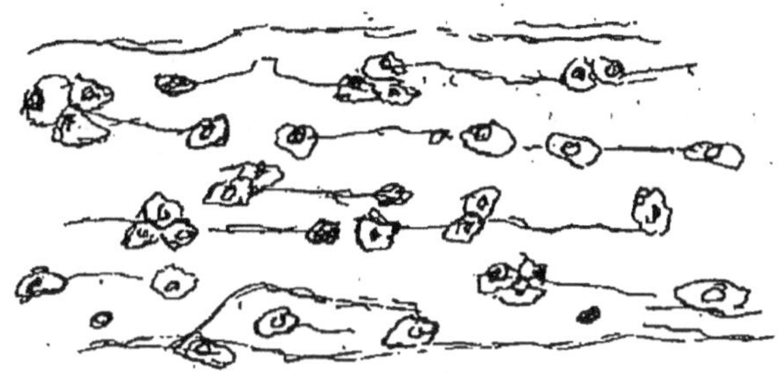

Fig. 48. — Filament normal de l'urèthre.

Bien plus, le gonocoque, pouvant être porté au loin par le sang, ira infecter des organes éloignés et l'économie tout entière, produisant des arthrites, des péricardites, des pleurésies, des myélites.

Mais, sans aller si loin, et en s'en tenant aux maladies qui font l'objet de ce livre, on est véritablement effrayé du rôle funeste du gonocoque chez l'homme, et plus encore chez la femme. Le premier, en effet, n'éprouve guère, comme grave conséquence de sa présence, que l'orchite, la prostatite, la vésiculite, la péritonite localisée ou généralisée surtout l'atteignant rarement. Quand, d'autre part, on a l'occasion d'observer un grand nombre de femmes, et qu'on les examine le microscope à la main, on reste convaincu que le gonocoque est certainement et très souvent la cause des maladies de leur appareil génital, depuis la plus simple métrite jusqu'à la fongosité utérine, la salpingite, la pelvi-péritonite. C'est lui, plus peut-être que l'accouchement, qui, par sa pénétration dans les cryptes muqueux et les glandes, par sa résistance aux agents de traitement, prépare la plus grosse besogne aux chirurgiens, et fournit à une foule d'entre eux l'ablation quotidienne d'un utérus ou d'une trompe.

BACTÉRIE SEPTIQUE DE CLADO
« BACTERIUM PYOGENES » D'ALBARRAN ET HALLÉ
« BACTERIUM COLI COMMUNE »

Les maladies de la prostate, inflammations aiguës ou chroniques et hypertrophie surtout, engendrent, au moins autant que les autres affections des voies urinaires, des accidents infectieux, locaux et généraux : suppuration, rein chirurgical, fièvre, troubles gastro-intestinaux, cachexie; en un mot, un ensemble de phénomènes morbides, constituant ce qu'on désigne sous le nom d'*infection* ou d'*intoxication urineuse*.

Ces accidents infectieux sont produits par plusieurs microbes dont le plus important, qu'on retrouve souvent seul dans les urines infectées, particulièrement étudié sous le nom de bactérie
septique par Clado, de *Bacterium pyogenes* par
Albarran et Hallé, semble n'être, comme l'ont
démontré Achard et surtout Jules Renaut, que le
bacille *coli commune*, identique lui-même, probablement du moins, au bacille d'Eberth.

Le microbe dont nous parlons, quel que soit,
d'ailleurs, le nom qu'on lui donne, est un bâtonnet
trois ou quatre fois plus long, 2 à 4 μ, que large, 0,2
à 0,4 μ. Le plus souvent isolé, il forme quelquefois
des couples et même des chaînettes de cinq ou six
individus.

Il cultive bien dans tous les milieux ordinaires.

Son meilleur colorant, quand il est puisé dans
un liquide, est le violet de Weigert, qui le teint avec
la plus grande facilité.

L'urine, puisqu'il s'agit ici de maladies des voies
urinaires, ayant déposé dans un vase très propre,
on aspire avec une pipette, stérilisée à la flamme,
aussi peu que possible du dépôt, dont on dépose
une parcelle, excessivement mince, sur une lamelle
nettoyée, au préalable, exactement à l'alcool. Passée trois fois dans la flamme, la lamelle soumise
au Weigert qu'on maintient quelques secondes, est
soumise aux mêmes manipulations que celles imprégnées de gonocoques.

Les coupes de tissus, celle du rein particulièrement, exigent, pour prendre la teinture, un séjour préalable dans la liqueur de Muller (Albarran), celle de Weigert donnant alors une coloration nette du bactérium, tout en fixant parfaitement les tissus.

Coloré par la liqueur de Weigert, le bactérium est décoloré par celle de Gram.

Un fait semble certain, c'est l'impuissance de la bactérie dont il s'agit à décomposer l'urée, et sa présence normale et inoffensive dans l'intestin bien portant. Mais que les sucs digestifs, les cellules de la muqueuse intestinale, soient modifiés, ou que sa virulence ait augmenté, il peut déterminer de graves lésions intestinales.

Dans les voies urinaires, il pénètre le plus souvent, mais non constamment, par le cathétérisme, puisqu'on le retrouve, particulièrement chez la femme, sur des sujets n'ayant jamais été sondés. C'est alors par le sang qu'il a pénétré et qu'il est arrivé jusqu'aux reins, à la suite d'entérites; sa pénétration par l'urèthre n'est pas nécessairement suivie d'accidents, et il peut séjourner dans les voies urinaires saines sans causer de lésions.

Il se développe dans les urines pathologiques contenant des peptones.

Les altérations des parois paraissent surtout favoriser son développement. Il en est ainsi, par conséquent, de la congestion, des règles, de la ménopause, des tumeurs vésicales, des calculs. Les altérations fonctionnelles persistant longtemps après la guérison d'une congestion lui sont favorables.

Mais les altérations matérielles, un obstacle réel, et surtout la distension des voies urinaires, lui sont avant tout et particulièrement propices.

Si le bacille ne décompose pas l'urée, il n'en produit pas moins indirectement de l'ammoniaque qui naît des matières albuminoïdes jetées dans l'urine par les matériaux azotés contenus dans le pus et les épithéliums desquamés.

Aussi, quand sa présence coïncide, dans le rein, avec une pyélo-néphrite, celle-ci peut-elle, impunément, si l'épithélium de la vessie est intact, y verser son pus, impuissant dès lors à provoquer la cystite.

Nous dirons, pour finir, que l'dentification des bactéries *coli* et *pyogenes* explique la simultanéité des accidents biliaires et urinaires, de la pyélo-néphrite et de l'angiocholite, les accidents de fièvre intermittente uro-septique et hépatique succédant au passage de l'urine et à l'absorption d'une petite quantité de bile (Jules Renault).

MICROORGANISMES DE L'URÈTHRE NORMAL

Si tous les auteurs, et c'est d'ailleurs un fait indéniable, sont d'accord pour reconnaître que l'urèthre normal renferme de nombreux microbes, leur opinion diffère singulièrement sur leur nature. Ainsi, tandis que Lustgarten et Mannaberg affirment y avoir toujours trouvé le bacille du *smegma prepu-*

tialis, des pseudo-gonocoques et même des gono-coques, Petit et Wassermann n'ont jamais rencon-tré aucun de ces microbes et, quant aux gonocoques des auteurs allemands, ils ne sont autres, pour eux, que des sarcines. A l'examen microscopique, ces auteurs ont vu dans l'urèthre : 4 bacilles, 4 diplo-coques, 1 streptocoque, 1 microcoque et, par cul-ture, ils ont obtenu 11 microorganismes : 1 bacille, 1 streptocoque (*streptococcus giganteus urethræ*), 2 staphylocoques, 3 microcoques, 4 diplocoques.

Rosving, de son côté, trouve par culture 3 sta-phylocoques, 3 streptocoques, 3 diplocoques, 2 mi-crocoques, tous décomposant l'urée et dont 4 sont pyogènes ; tandis que Petit et Wassermann ne découvrent ni la bactérie pyogène, ni le *staphy-lococcus pyogenes aureus*, ni les autres microbes pyogènes indiqués par l'auteur précédent.

Un fait parait indéniable, c'est que les microbes du méat diffèrent de ceux de la profondeur de l'urèthre et que tous sont des saprophytes acci-dentels variant avec les sujets et les milieux. Tous ces saprophytes peuvent se combiner avec les gono-coques et donner lieu à des uréthrites mixtes ; de même qu'ils ne sont pas sans jouer un rôle impor-tant et même prépondérant dans les infections secondaires de l'urèthre, dont nous parlerons tout à l'heure.

Contre ces microbes il n'y a rien à faire, car, en dépit de tous les lavages, l'urèthre ne devient jamais complètement aseptique.

URÉTHRITES SIMPLES
URÉTHRITES SANS GONOCOQUES
URÉTHRITES NON BLENNORRHAGIQUES

L'étude des microorganismes est venue prouver ce que la clinique avait distingué depuis longtemps, que l'origine essentielle et la nature intime des écoulements uréthraux ne sont pas identiques et qu'il existe, nous l'avons dit tout à l'heure, plusieurs espèces d'uréthrites: les unes produites par le gonocoque, les autres par des microbes divers et dont nous allons dire ici quelques mots.

Ces uréthrites peuvent naître sans coït et résultent alors de l'action directe d'un instrument sur le canal ou indirectement de celle d'un médicament, d'un aliment ou d'une boisson absorbée par l'estomac ou les intestins.

Les instruments, sondes ou lithotriteurs, sont, dans ce cas, les agents vecteurs des microbes infectants: *micrococcus pyogenes*, *micrococcus pyogenes aureus*, etc. Mais, sur un urèthre sain, ces microbes restent inertes, leur action ne se manifestant qu'après une irritation de la paroi, comme l'a fait voir Legrain pour le *micrococcus pyogenes aureus*, le *micrococcus pyogenes albus* et le *streptococcus pyogenes*.

Si on a vu des cathéters stériles faire suppurer

l'urèthre, il faut l'attribuer aux microbes qu'il contient à l'état normal et dont l'irritation, causée par ces instruments, a réveillé les propriétés pyogènes.

Quant aux médicaments, aux aliments et aux boissons, nitrate de potasse, cantharidine, iodure, arsenic, cochléaria, raifort, bière, piment, dont l'absorption est quelquefois suivie d'écoulement uréthral, ils ne peuvent guère être accusés de propriétés pyogéniques intrinsèques. Évidemment la suppuration produite par leur élimination au travers du canal ne peut être attribuée qu'aux microbes qui l'habitent normalement et dont l'irritation qu'ils engendrent a réveillé les qualités pyogéniques. C'est ainsi que Legrain a vu, chez un étudiant, un écoulement sans gonocoques, consécutif à un excès de bière.

J'ai observé une cystite tuberculeuse, dont le début avait suivi immédiatement l'absorption d'une grande quantité d'oseille.

Les écoulements sans gonocoques, consécutifs au coït, ne sont pas tout à fait rares. Aubert Rauzier, Icard, en ont cité des exemples. J'en ai vu moi-même plusieurs et un, entre autres, dernièrement sur le fils d'un de mes amis. Legrain, chez un étudiant, a constaté, le lendemain d'un coït, un écoulement très abondant devenu verdâtre dès le troisième jour, assez douloureux, et ayant persisté. quoique beaucoup moins considérable, pendant plusieurs mois, dans lequel il n'a trouvé que le *micrococcus aureus* de Passet. Or, le coït avait eu lieu avec une femme traitée deux mois auparavant pour un phlegmon rétro-utérin dont le pus cultivé avait donné le même microbe.

Les uréthrites sans gonocoques peuvent, d'ailleurs, produire des orchites. Legrain en rapporte un cas dans lequel les cultures sur plaques montrèrent le microcoque orangé de l'urèthre.

RÉCEPTIVITÉ URÉTHRALE DE L'HOMME
URÉTHRITES PAR INFECTIONS SECONDAIRES

Comme nous l'avons vu il y a un instant, l'urèthre de l'homme, surtout au méat et dans la fosse naviculaire, est habité par de nombreux microbes. Cependant, il est peu accessible aux infections, et *cliniquement* on peut dire, avec Janet, qu'il est aseptique. L'innocuité du cathétérisme avec une sonde malpropre, imprégnée même de pus, comme l'a montré Voillemier, mais qui ne desquame pas l'urèthre ou dont l'introduction ne coïncide pas avec un excès, en est la preuve.

Toutefois, l'épithélium plat de la fosse naviculaire étant moins résistant que l'épithélium cylindrique du reste de l'urèthre, il en résulte que les microbes le détruisent plus facilement et que l'invasion microbienne du canal par les gonocoques, de beaucoup la plus fréquente, commence toujours par là.

Cette invasion est sans conséquences quand on l'arrête vite. Si elle se prolonge, elle a au contraire pour résultat de transformer l'épithélium cylindrique de l'urèthre soit en entier, soit par place, en épithélium plat qui, moins résistant, protège plus faiblement la muqueuse. Cet épithélium desquamant avec une très grande facilité, ses débris oblitèrent les glandes qui se gonflent. D'autre part, la muqueuse, s'infiltrant de cellules embryonnaires, perd son élasticité, en sorte qu'elle ne chasse plus exactement l'urine dont quelques gouttes restent dans le canal après la miction, provoquant une exsudation morbide dont le produit n'est autre que l'uréthrite aseptique (Janet), parce qu'on ne trouve pas de microbes dans la goutte qui la constitue.

Le malheur de ces urèthres, c'est leur facile réceptivité microbienne. Ils s'infectent, en effet, avec la plus grande facilité, prenant les microbes qui pullulent dans les vêtements ou dans le vagin d'une femme métritique ou même saine; l'écoulement dont nous avons parlé étant probablement, quoique aseptique, un excellent terrain de culture.

Et, en effet, cet écoulement, rarement verdâtre, paraît très vite, douze ou vingt-quatre heures après le coït. Ni le liquide qui le constitue, ni les filaments qu'il engendre ne renferment de gonocoques, quoique les microbes y soient aussi nombreux que dans le vagin des femmes.

Pour reconnaître le siège exact de ces microbes,

on nettoie d'abord le méat, et, si l'examen de l'urèthre n'en décèle plus aucun, c'est que cet organe seul est infecté. Dans le cas contraire, on fait uriner le malade dans deux verres. Si l'examen du premier décèle seul des microbes, c'est que l'urèthre antérieur se trouve seul infecté. Des microbes dans les deux verres démontrent que le canal est habité d'un bout à l'autre.

Les urèthres affectés de ces sortes d'écoulements sont on ne peut plus facilement infectés par le go nocoque. Ce sont eux, comme le fait très bien remarquer Janet, dont les chaudepisses, à chaque instant récidivantes, ne guérissent jamais.

Les grands lavages au permanganate de potasse ont l'inconvénient fréquent de laisser une goutte jaune ne renfermant pas de gonocoques. Pour la faire disparaître, Janet conseille pendant deux mois le coït en condom, des lavages du méat au sublimé, de 1 à 3 millièmes, en ayant soin d'en faire pénétrer entre ses lèvres, et un ou deux grands lavages au sublimé, à 1 pour 10 ou 20,000.

Quand l'urèthre postérieur est atteint, il faut procéder à son nettoyage par des grands lavages sans sonde d'un demi-litre ou d'un litre de solution de sublimé à 1/20,000 ou de nitrate d'argent de 1/2,000 à 1/500.

L'infection des glandes prostatiques et des vési-cules séminales exige le même traitement.

Les causes de réceptivité sont combattues comme les uréthrites aseptiques : lavages au nitrate d'argent, instillations, dilatation, endoscopie, secondés par un traitement général ; moyens qu'on interrompt et reprend tour à tour.

Les organes génitaux-urinaires de la femme étant infiniment plus accessibles aux microbes divers que ceux de l'homme, il en résulte qu'elle peut être infectée par ce dernier avec tout autre microbe que le gonocoque. Cette facile réceptivité, Janet l'attribue justement aux poussées congestives des règles et de l'accouchement, qui sont effectivement les périodes les plus favorables aux infections.

De ces observations la conséquence est qu'une foule de femmes peuvent, en dehors du gonocoque, être infectées, pour ainsi dire inconsciemment, par leur mari, et devenir, par suite, gravement atteintes. C'est à de telles infections que doivent être attribuées une foule de salpingites, bien plus qu'au gonocoque lui-même.

Les malheureuses femmes elles-mêmes, bien innocemment, peuvent avec leurs microbes vaginaux infecter leur mari, quand son urèthre est en état de réceptivité. Mais sur cet urèthre les microbes acquièrent souvent une activité pathogène considérable, de telle sorte que, rendus à la femme par le coït, ils lui causent les affections pelviennes qui donnent tant d'ouvrage aux chirurgiens contemporains.

Il résulte de ceci que le médecin consulté pour un mariage ne doit le permettre que s'il n'existe pas de gonocoques et si l'urèthre n'est pas en état de réceptivité. Or, cet état se présente sous deux aspects : dans le premier, il y a sécrétion plus ou moins abondante ou filaments ; dans le second, absolument rien.

La réceptivité uréthrale se reconnaît au passé du malade, à ses nombreux écoulements survenus presque aussitôt le coït terminé et guéris très vite, ou au suintement et aux filaments que son urine entraîne encore actuellement.

Si, ces accidents et cette susceptibilité passés, le malade n'éprouve rien en reprenant la vie ordinaire et coïtant sans condom, Janet permet le mariage, y eût-il des filaments dans l'urine ou un rétrécissement, après un temps variable suivant les cas.

Cette conclusion est, en somme, la vraie, et, sans s'arrêter à des règles dont l'état actuel de nos connaissances ne permet ni l'absolutisme, ni la précision, c'est à elle qu'il faut s'en tenir. L'expérience, d'ailleurs, prouve sa justesse ; une foule de gens mariés portent une goutte dont pas un traitement n'a eu raison et dont les femmes sont demeurées intactes, eux-mêmes n'en ayant pas autrement souffert.

Le blennorrhagique, guéri rapidement par les grands lavages au permanganate, d'une blennorrhagie aiguë, peut, suivant le même auteur, se marier deux mois environ après sa guérison. Si la blennorrhagie a duré plusieurs mois, il impose un délai de six mois, ce qui me paraît trop long, trois mois suffisant amplement.

Dans les uréthrites anciennes, la première condition est de faire disparaître le gonocoque par le permanganate. Le sublimé combattant ensuite les infections secondaires, on dilate l'urèthre si c'est nécessaire et s'il n'existe plus qu'un écoulement muco-épithélial ; on observe le malade et on tâte sa receptivité uréthrale pendant un laps de temps variant de quelques mois à un an.

Marié, celui qui s'est trouvé dans ces conditions doit se laver chaque jour le méat avec une solution de sublimé à 1/3000, uriner avant le coït, s'en abstenir pendant les cinq jours qui précèdent ou suivent les règles et les trois mois consécutifs à l'accouchement.

Quant à la femme, elle doit se laver avec une solution de sublimé variant de 1/5000 à 1/10000.

MICROBES DES CYSTITES

Les anciens considéraient la transformation de l'urée en carbonate d'ammoniaque comme le produit d'un ferment privé de vie.

Ce fut la seule théorie de la fermentation ammoniacale de l'urine jusqu'au jour où Pasteur démontra qu'elle résulte de l'action d'une torulacée, le *micrococcus ureæ*, étudié par Van Tieghem, son élève. Mais bientôt Miquel fit voir qu'un autre microorganisme, le *bacillus ureæ*, possède le même pouvoir. Enfin, Bouchard montrait à son tour une *bactérie en bâtonnets*, très probablement le *bacterium coli*, qui jouit de la même propriété.

A cette époque, toutefois, on ne saisissait pas la relation entre le microbe et la cystite.

Pour Guyon, en effet, l'altération anatomique de la cystite est primitive : c'est elle qui commence, le microbe vient ensuite. Et, en effet, Guiard, son élève, montre qu'une injection d'urine ammoniacale reste impuissante à faire naître la cystite dans une vessie intacte et saine, et qu'elle apparaît seulement dans une vessie traumatisée ou malade.

Cependant, Lépine et Roux, de Lyon, parviennent à produire une cystite intense après injection dans la vessie d'une culture pure de *micrococcvs vreæ* et ligature de la verge pendant vingt-quatre heures.

Leube et Graser, d'autre part, recherchent si le carbonate d'ammoniaque de la cystite résulte de l'action d'un seul microbe, et ils en trouvent quatre. Cherchant, en outre, si la fermentation ammoniacale est le fait exclusif du microbe ou d'un ferment inorganique indépendant ou produit par ce microbe, ils arrivent à cette conclusion qu'un microbe qui peut varier est toujours nécessaire, mais que le ferment ne l'est pas.

Bumm, de son côté, après Leube et Graser, trouve, dans la cystite, un diplocoque assez semblable au gonocoque, pendant qu'Albarran et Hallé découvrent dans le pus de la même affection le *bacterium pyogenes (bacterium coli)*.

Rosving, dans un travail des plus importants, où il étudie 30 cas de cystite, a trouvé dans chacun une bactérie le plus souvent isolée.

Krögius, Schnitzler, Haushalter, Bazy, ont, comme les précédents, vu des microbes dans les cystites qu'ils ont examinées.

Reblaud, dans une thèse des plus remarquables, où il étudie l'étiologie et la pathogénie des cystites chez la femme, trouve des microbes dans tous les cas, mais une seule variété pour chacun d'eux. Il attribue ce fait à ce qu'une seule espèce des microbes contenus dans l'urèthre ou le vagin a pénétré dans la vessie.

Ces microbes sont les suivants :

1° *Staphylococcus pyogenes albus* en diplocoques, amas de chaînettes. Prend toutes les couleurs d'aniline ; ne se décolore pas par le Gram ;

2° *Micrococcus albicans amplus*, gros diplocoque dont les éléments sont isolés ou en chaînettes. Se colore par toutes les couleurs d'aniline et n'est pas décoloré par le Gram ;

3° *Diplococcus subflavus*, de formes à peu près semblables à celles du précédent. C'est un diplocoque se rapprochant beaucoup du gonocoque et formé de deux éléments hémisphériques se regardant par une face plane. Coloré, comme le gonocoque, par toutes les couleurs d'aniline, il en diffère en ce qu'il ne se décolore pas par le Gram ;

4° *Bacterium pyogenes* ou *coli commune*, que nous avons déjà décrit ;

5° *Bacillus griseus*. Bâtonnets courts, mais de dimensions inégales ; les plus petits se colorant mieux ; mais tous prenant les couleurs d'aniline et se décolorant par le Gram ;

6° *Urobacillus liquefians septicus* de Krögius. Bâtonnet très court, trois à quatre fois plus long que large, arrondi à ses extrémités, mobile, très facilement colorable. Décoloré par le Gram.

Rosving a, en outre, rencontré le *staphylococcus aureus* et *citreus* et le *streptococcus ureæ*.

A moins d'être très virulents, et on sait que la virulence est relative, sans qu'on connaisse les raisons de ses variations, les microbes précédents n'enflamment pas une vessie normale. Mais, si une rétention ou une congestion prépare le terrain, ils cultivent rapidement.

Rosving se fait des microbes de la cystite une idée peut-être fausse, mais, dans tous les cas, satisfaisant l'esprit.

Il les divise : 1° en non pyogènes, décomposant l'urée en carbonate d'ammoniaque et produisant une cystite catarrhale ; 2° en pyogènes, ne décomposant pas l'urée, le bacille de Koch étant seul de cette espèce ; 3° la plupart sont pyogènes et décomposent aussi l'urée. C'est par là qu'ils commencent, en sorte que l'ammoniaque dégagée irrite la muqueuse, la desquame et permet au microbe de s'y implanter en la faisant suppurer.

Reblaud s'en tient toujours aux idées de Guyon, son maître. Le microbe, dans une urine et une vessie saines, est impuissant. Mais que survienne, comme nous l'avons dit, une rétention, une congestion, une altération quelconque de la muqueuse, et le bacille s'y implante en même temps qu'il produit la cystite et décompose l'urée.

La plupart des microbes des cystites viennent: 1º de l'urèthre dans lequel ils habitent normalement; chez l'homme : *staphylococcus aureus, bacillus smegmatis, streptococcus ureæ pyogenes et non pyogenes, micrococcus ureæ.*

Chez la femme, ils viennent du vagin où on en trouve beaucoup : *staphylococcus pyogenes, bacterium pyogenes (coli), micrococcus albicans amplus;*

2º Ils pénètrent par effraction au travers les éraillures, les ulcérations, les plaies de la muqueuse vésicale ;

3º Ils arrivent par la voie rénale. Dans les néphrites infectieuses secondaires on a trouvé le *staphylococcus pyogenes aureus.* Dans les néphrites primitives on a rencontré le bacille de Koch, le *pyocyanique,* le *bacterium coli* ;

4º Quand ils sont apportés par la circulation générale, ils exigent une néphrite préalable pour produire une cystite.

Le cathétérisme avec une sonde malpropre reste encore la cause la plus fréquente des cystites.

La cystite des brûlures s'explique par l'infection de la plaie et la néphrite consécutive. De même pour celle des maladies générales.

L'exaltation de la virulence microbique, peu connue d'ailleurs, résulte néanmoins, incontestablement, de l'uréthrite et de la blennorrhagie ; de la congestion prostatique chez l'homme ; de la cataméniale et de celle de la ménopause chez la femme.

La leucorrhée qui charrie les microbes est probablement cause des cystites primitives.

SUR LE BACILLE DE KOCH

Je n'ai pas à décrire ici le bacille de Koch, l'infection qu'il produit n'étant pas spéciale aux organes génito-urinaires. On trouvera d'ailleurs sur lui toutes les données nécessaires dans les livres spéciaux.

Cependant, comme sa recherche est particulièrement délicate dans la tuberculose urinaire, elle doit faire l'objet de quelques remarques.

Les bacilles, en effet, chez des tuberculeux urinaires avérés, peuvent être complètement absents de l'urine. Il suffit pour cela aux lésions tuberculeuses d'être très minimes ou de ne pas déverser leurs produits dans l'urine. Dans tous les cas, d'ailleurs, leur extrême dilution dans ce liquide rend toujours leur constatation difficile.

D'autre part, certains bâtonnets contenus dans l'urine, en s'accolant bout à bout, et de très minces cristaux, peuvent simuler des bacilles de Koch.

Pour obtenir un résultat certain, il faut prendre les précautions minutieuses indiquées par de Gennes.

Quand le malade n'urine pas très souvent, on lui recommande de pisser et de conserver, dans un verre à expérience, les dernières parties des diverses mictions. Si, comme il arrive malheureusement souvent, la cystite force le malade à uriner continuellement, on conserve toute l'urine. Dans les deux cas, on la laisse reposer pendant plusieurs heures, et le dépôt étant bien amassé au fond du verre, on en retire le liquide au moyen d'un siphon. Du dépôt resté au fond du verre on extrait une parcelle qu'on étale sur une lamelle.

Celle-ci, ayant été passée à la flamme, est traitée par la méthode d'Erlich, en ayant bien soin que la décoloration par l'acide nitrique soit aussi parfaite que possible. C'est la seule manière de décolorer sûrement les bâtonnets susceptibles de prêter à confusion.

Une condition de certitude non moins importante est de ne pas se contenter d'une préparation. Il faut en faire plusieurs, en plongeant la pipette dans des points différents de la masse du dépôt.

Enfin toutes ces préparations doivent, chacune séparément, être examinées avec persévérance, de peur qu'un point de leur surface échappe à la vue. Il n'existe, en effet, souvent que quelques bacilles, et c'est seulement par un examen répété qu'on pourra les trouver.

La constatation des bacilles dans l'urine expli-

quera bien des cystites attribuées à des causes
diverses, froid ou rhumatisme, et montrera assez
souvent, qu'en dépit de l'intégrité apparente de la
prostate, des vésicules séminales et des épididymes,
il y a tuberculose.

DES CONDITIONS DU CATHÉTÉRISME ANTISEPTIQUE

Nous avons vu que la cause d'infection des voies
urinaires la plus fréquente était le cathétérisme
avec une sonde malpropre. Or, de toutes les maladies de l'appareil urinaire, celle qui exige, le plus
souvent, l'emploi de la sonde, est certainement
l'hypertrophie prostatique. Quelques conseils sur
les moyens à employer pour pratiquer un cathétérisme aussi antiseptique que possible seront donc
d'autant moins inutiles que c'est le malade lui-même
qui pratique ordinairement cette opération. Je dis
cathétérisme aussi antiseptique que possible et non
aseptique, car, si les sondes peuvent être rendues
complètement stériles, il n'en est pas de même de
l'urèthre, l'antérieur surtout, toujours, comme nous
l'avons vu, habité par des microbes même pathogènes, qui résistent à tous les lavages.

Stérilisation des cathéters métalliques. — La stérilisation des instruments en métal est facile puisqu'ils sont inaltérables aux températures élevées.
Il suffit donc, après un brossage minutieux au savon

dans de l'eau chaude, de les passer dans l'alcool à 90 degrés avec lequel on lave leur intérieur.

Essuyés et séchés avec de la gaze stérilisée, ces instruments sont enfermés dans une boîte en métal qu'on maintient à 140 degrés, pendant une heure et demie, dans l'étuve à la glycérine de Sorel ou à 180 degrés dans le stérilisateur de Poupinel. Mais ce qui est facile à un établissement hospitalier, voire même à un spécialiste, ne l'est pas au praticien les étuves et les autoclaves coûtant d'autant plus cher qu'on s'en sert moins souvent.

Dans la pratique courante, un procédé commode et d'une efficacité incontestable, pour rendre les sondes métalliques aseptiques, est l'ébullition dans l'eau additionnée de 1 à 1,50 pour 100, si elle est calcaire, de carbonate de soude. Soumis deux fois, et à vingt-quatre heures d'intervalle, à l'ébullition de ce liquide qui atteint 107 degrés, les instruments sont parfaitement aptes aux usages chirurgicaux. Il n'est pas, en effet, de microbes pathogènes ou pyogènes résistant, dans l'eau, à cette température ; la double ébullition étant, d'autre part, une garantie contre les spores. Les instruments peuvent, d'ailleurs, être conservés dans cette eau jusqu'à l'usage ou dans une solution antiseptique, celle d'acide borique en particulier.

Mais, dans la pratique journalière des voies urinaires, le médecin et, plus encore, le malade se servent autrement souvent des sondes molles, en caoutchouc ou en gomme élastique. que des sondes métalliques. Or, justement, celles-là, les sondes en gomme élastique surtout, sont d'une asepsie et d'une conservation aseptique bien plus difficiles pour deux raisons : leur structure, qui ne permet de lisser parfaitement ni leur intérieur, ni leur bec, malgré les progrès réalisés par les fabricants. Ceux-ci sont, en effet, parvenus à faire disparaître le cul-de-sac qui s'enfonçait dans le bec ; mais leurs efforts ont été impuissants à en polir le remplissage et l'intérieur de la sonde aussi nettement que l'extérieur. Le lavage et le séchage y perdent autant que la facilité de l'asepsie, car les sondes, continuellement enduites de corps gras, qui s'immiscent dans toutes leurs inégalités et leurs anfractuosités, deviennent très difficiles à nettoyer. Et, cependant, l'évasement donné aujourd'hui au pavillon de la sonde par presque tous les fabricants, sur les indications de Guyon, facilite, singulièrement, leur lavage intérieur.

Quoi qu'il en soit, les sondes en caoutchouc et même en gomme élastique bien fabriquées étant capables, elles aussi, de supporter dix fois environ une température sèche de 140 degrés, pendant un quart d'heure, peuvent être mises à l'étuve de Sorel. Mais, pour les conserver intactes, malgré cette élévation de température, certaines précautions sont indispensables.

1° Elles doivent, préalablement à leur mise à l'étuve, être aussi sèches à l'intérieur qu'à l'extérieur. Pour obtenir ce résultat, Janet place sous les sondes, dans une boîte à double fond, une tablette perforée de chlorure de calcium. Après quarante-huit heures, les sondes bien lisses sont parfaitement séchées.

2° Elles ne doivent pas être en contact avec la paroi de l'étuve, l'inférieure surtout. Pour les en préserver, on les enferme dans des tubes en verre dont le fond est tapissé avec de l'ouate et l'ouverture bouchée par un tampon de même substance avant le chauffage ou, après refroidissement, avec un bouchon de caoutchouc stérilisé en même temps qu'elles.

Les sondes, au lieu d'être enfermées dans des tubes en verre, peuvent être enveloppées dans plusieurs doubles de papier à filtre ou dans le mélange pulvérulent à parties égales de talc et d'acide borique de Poncet.

La chaleur sèche à 140 degrés ne convenant qu'aux sondes de très bonne qualité, on a été contraint de chercher d'autres procédés de stérilisation.

L'eau bouillante, additionnée d'un centième de carbonate de soude, ne convient pas, parce qu'elle détériore les sondes molles.

La vapeur d'eau sous pression, de 115 à 120 degrés, les ramollit très promptement, et, comme elles restent chargées de vapeur d'eau, l'humidité les altère très vite, une fois enfermées dans les tubes, et s'oppose à la conservation de leur stérilité.

Le passage d'un courant de vapeur d'eau à 100 degrés stérilise les sondes, mais ne permet pas non plus de les conserver aseptiques, parce qu'elles restent humides.

Cependant Terrier n'emploie pas d'autre procédé. Ses sondes, introduites dans des tubes en verre bouchés avec de l'ouate, sont enfermées dans des boîtes et exposées, comme l'a enseigné Delagenière, dans un autoclave et trois jours de suite, à la vapeur d'eau à 100 degrés, pendant une demi-heure.

L'autoclave n'étant pas à la portée de tous, rien n'est si facile que de le remplacer par un récipient quelconque dans lequel on place les sondes et qu'on fait traverser par de la vapeur d'eau bouillante. Pour cela, il suffit que le fond du récipient soit percé et communique avec un vase dans lequel on entretient de l'eau bouillante.

Le même résultat s'obtient avec l'eau bouillante si on a soin de très exactement nettoyer, à l'eau de savon forte, la sonde intus et extra. Malheureusement, les vieux enduits étant difficiles à dissoudre, il en résulte que, pour être stérilisables par la chaleur, les sondes doivent être passées au savon, aussitôt leur service fait.

La stérilisation des sondes par les antiseptiques liquides doit être rejetée, parce qu'ils les altèrent très vite et que certains d'entre eux, le sublimé et le nitrate d'argent, quand elles en sont imprégnées, les rendent irritantes et caustiques.

A Necker, dans le service de Guyon, on stérilise les sondes dans une sorte d'autoclave, doublé de plomb, au moyen de l'acide sulfureux, produit en faisant agir l'un sur l'autre parties égales d'acide chlorhydrique et de bisulfite de soude.

Aussitôt sorties de l'urèthre, les sondes sont lavées et injectées à la seringue avec une solution de bi-iodure au vingt-cinq millième, puis égouttées et séchées en les battant sur des linges secs. Placées à ce moment dans l'autoclave à acide sulfureux, elles y restent vingt-quatre heures, alors que deux ou trois heures suffisent à leur stérilisation quand elles ont été nettoyées, et que douze à vingt-quatre heures sont nécessaires dans les conditions contraires. Retirées de l'étuve, on les plonge à nouveau dans le bain bi-ioduré jusqu'au moment de l'usage. Mais il faut se garder de les y maintenir, elles s'y détérioreraient. Donc, si on ne doit pas s'en servir immédiatement, il est nécessaire, pour les conserver stériles, de les enfermer dans des tubes ou enveloppées par paquet dans la gaze phéniquée ou le Makintosh.

L'efficacité de l'acide sulfureux a suggéré à Janet l'idée de s'en servir dans la pratique courante. Pour cela, il utilise le mélange de Pictet, acide sulfureux et acide carbonique, comprimé dans des tubes à six atmosphères. Pour l'usage, il suffit, le tube étant ouvert, de laisser arriver le mélange gazeux dans les récipients contenant les sondes.

Mon ami Boulanger a inventé un appareil des plus pratiques. Dans un générateur il produit, par l'action de l'acide chlorhydrique sur le bisulfite de soude, le gaz sulfureux qui se condense dans une étuve où on peut le maintenir à volonté. Quand on l'en chasse, il va se décomposer dans un flacon laveur contenant de la lessive de soude. Tout l'appareil est formé de flacons en verre peu coûteux.

Lannelongue de Bordeaux conserve les sondes dans des éprouvettes dont le fond est recouvert de mercure métallique ou tapissé d'une rondelle en laine épaisse et rugueuse qu'on a préalablement imprégnée de nitrate acide de mercure et d'eau ammoniacale qui dégage du mercure pulvérulent.

L'asepsie des sondes en caoutchouc vulcanisé est des plus simples, puisqu'elles supportent sans altération de hautes températures et le séjour prolongé dans l'eau phéniquée forte, la solution de bi-chlorure au millième ou l'ébullition dans l'eau simple ou carbonatée.

La propreté des sondes n'est que la première condition du cathétérisme antiseptique. Pour remplir les autres, le praticien tiendra compte de l'état du malade lui-même : un néphrétique ne devra jamais être sondé pendant sa colique, un hématurique que si la rétention de l'urine ou des caillots l'exige absolument ; il se souviendra que le premier cathétérisme est toujours le plus grave, par cela même que l'appareil urinaire ne l'a jamais subi. Aussi, dans les rétentions, surtout compliquées de distension, tiendra-t-il à pratiquer ce premier cathétérisme lui-même, et, dans ce dernier cas, à le poursuivre de sa main pendant plusieurs jours.

Préalablement à l'introduction de la sonde, le

gland, le sillon balano-préputial, le fourreau de la verge, seront lavés avec un tampon d'ouate trempé dans une solution de bichlorure au millième. Puis, une seringue aseptisée étant remplie d'eau boriquée saturée, on en poussera le contenu tout entier sur le méat entr'ouvert et, enfin, la seringue étant emplie de nouveau, on en introduira la canule ordinaire dans le méat sans le fermer, et on poussera le piston de manière que le liquide pénètre bien jusqu'au collet du bulbe. Il est inutile d'aller plus loin, puisque, chez les sujets à urine aseptique, c'est la seule partie cultivant les microbes à l'état normal.

Si le malade pisse une urine infectée, c'est sur la vessie que doivent porter l'attention et les lavages. Pour le lavage préalable, de l'urèthre la solution de nitrate d'argent au millième, et moins si elle cause de la douleur, est préférable, et, l'urèthre profond étant alors contaminé, on doit s'efforcer d'y faire pénétrer la solution. Pour y parvenir, on oblitère le méat avec l'obturateur en verre de Janet. Celui-ci est percé de bout en bout d'un conduit auquel s'adapte, à frottement, la canule de la seringue, de telle sorte que le liquide injecté ne peut revenir.

Quant à l'injection vésicale, elle doit être composée d'une solution de nitrate d'argent dont le titre varie de 1 pour 1000 à 1 pour 300. Quand le col est particulièrement malade, qu'il y a cystite, on instille, en arrière du collet du bulbe, quelques gouttes d'une solution de nitrate d'argent dont la concentration varie de 1 à 4 pour 100, et cela immédiatement après la miction. Si le fond de l'urèthre est intact, on dépose le topique directement dans la vessie.

Quand le malade est contraint, par son affection, à un cathétérisme fréquent fait par lui-même ou par son entourage, c'est à la propreté préalable du méat, du gland, de l'urèthre et surtout de la sonde qu'il devra apporter tous ses soins.

Pour ce qui est du gland et du méat, rien ne l'empêche d'imiter la conduite du chirurgien en les lavant au sublimé. La répétition fréquente de ces lavages exige seule une solution moins forte, à 1 pour 2 ou 3000. L'urèthre est injecté à l'eau boriquée.

Quant à la propreté de la sonde, c'est en la faisant bouillir, pendant dix minutes, dans de l'eau de savon concentrée et immédiatement avant de s'en servir, qu'on l'obtiendra. L'opération est facile à pratiquer avec une poissonnière dans laquelle on place les sondes préalablement enveloppées dans un linge. Retirées avec celui-ci, on les dépose sur une serviette où elles s'essorent, et on les refroidit dans une solution boriquée saturée.

Le cathétérisme terminé, les sondes sont plongées dans l'eau bouillante ou savonneuse, essuyées à l'ouate hydrophyle et conservées dans de la gaze ou du makintosch, jusqu'au moment de subir le lavage que nous venons de décrire.

Actuellement, on fabrique des petits récipients

en verre de forme appropriée dans lesquels les malades introduisent une solution boriquée saturée et leur sonde qu'ils peuvent porter sur eux sans danger de la salir.

Pour la nuit on les lave comme nous l'avons dit, et on les conserve, jusqu'au moment de s'en servir, dans une solution boriquée saturée.

Il est entendu que, dans toute opération de cathétérisme, malades et médecins ne doivent prendre et introduire les instruments qu'avec des mains parfaitement propres.

Pour oindre les sondes, on a employé l'huile phéniquée (mais il est prouvé qu'elle s'infecte très vite), la vaseline liquide boriquée qui est d'un bon usage, la glycérine boriquée ou phéniquée qui ne glisse malheureusement pas.

Guyon emploie actuellement, pour oindre ses sondes, une pommade composée par parties égales de glycérine, d'eau et de savon additionnés de 1/5000 de sublimé. Cette pommade, molle et très glissante, est, en outre, très soluble, même dans l'eau froide, ce qui facilite le nettoyage des sondes, de la verge et des doigts pour lesquels on peut s'en servir.

Dans ces derniers temps, Leclaire a donné de cette pommade plusieurs formules, parmi lesquelles il recommande surtout la suivante :

Poudre de savon....................	
Glycérine..........................	āā ʒʒ grammes.
Eau...............................	
Résorcine.........................	ʒ grammes.

DU LAVAGE DE L'URÈTHRE ET DE LA VESSIE

Nous avons donné la description des microbes des cystites et du gonocoque. Or, pour chasser ce microbe, cause de la blennorrhagie chez l'homme et chez la femme, on tend aujourd'hui, et avec juste raison, à nettoyer l'urèthre, comme le vagin, par de larges irrigations et à remplacer les antiques injections avec la petite seringue de verre, par de grands lavages contenus dans de spacieux récipients.

Ces lavages, efficaces dans la chaudepisse aiguë, ne le sont pas moins contre les vieilles gonorrhées, car ils peuvent seuls pénétrer dans l'urèthre postérieur et modifier la région prostato-uréthrale d'où proviennent la plupart des fils suspendus dans l'urine des blennorrhéiques invétérés.

Les lavages sont encore nécessaires au nettoyage de la vessie des malades qui font l'objet particulier de ce livre, les prostatiques étant, de tous les urinaires, ceux que le catarrhe vésical atteint le plus souvent.

Nous aurons donc à décrire et les instruments de lavage et la manière de s'en servir.

Et d'abord, à propos du lavage de l'urèthre qui doit précéder le cathétérisme et dont nous avons parlé, disons quelques mots de la seringue avec laquelle on le pratique, et qui est l'instrument nécessaire à celui de la vessie, parce qu'il permet de doser non seulement l'injection, mais aussi la contractilité musculaire.

Le modèle de seringue le plus employé est celui de Guyon. Le corps de cet instrument est un manchon en verre gradué, permettant de mesurer le liquide et d'en juger la pureté macroscopique. L'armature portant la canule est vissée sur sa partie inférieure, dont la supérieure, entourée d'une

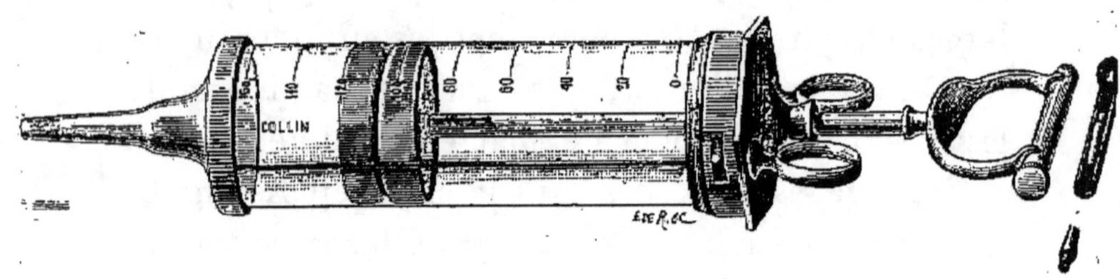

FIG 49 — Seringue de Guyon.

armature, supporte la tige du piston fixée sur elle au moyen d'un arrêt à baïonnette. Le piston, n'arrivant pas jusqu'à l'extrémité inférieure de la sonde, permet d'y conserver une petite quantité de liquide antiseptique, une solution de nitrate d'argent au millième, qui est très efficace et n'attaque pas les armatures, recouvertes d'argent pur. La poignée aussi argentée renferme des canules de rechange; un obturateur pour boucher la canule au repos complète l'appareil.

La seringue de Pousson, à peu près semblable, en diffère par ses angles arrondis et, par conséquent, faciles à nettoyer.

Mentionnons encore la seringue de Debove dont toutes les armatures, s'enlevant et se replaçant avec

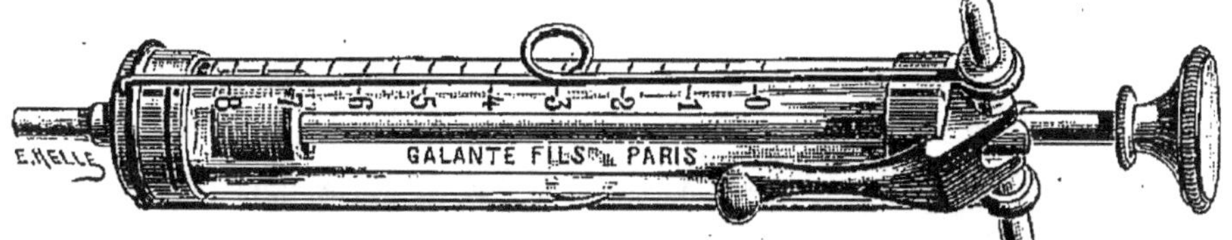

FIG. 50. — Seringue de Debove montée.

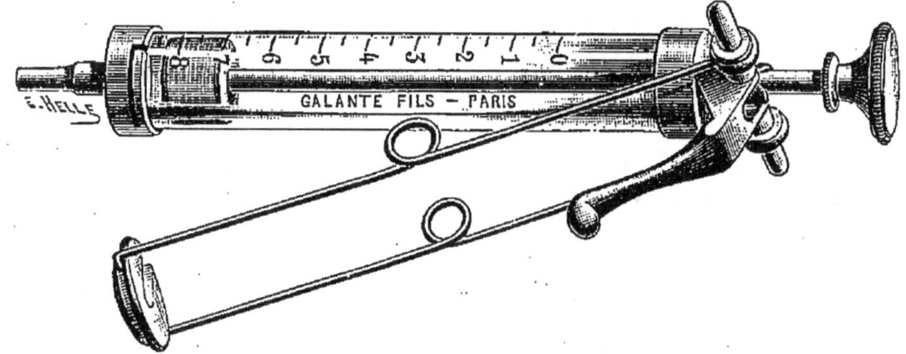

FIG. 51. — Seringue de Debove en train d'être démontée.

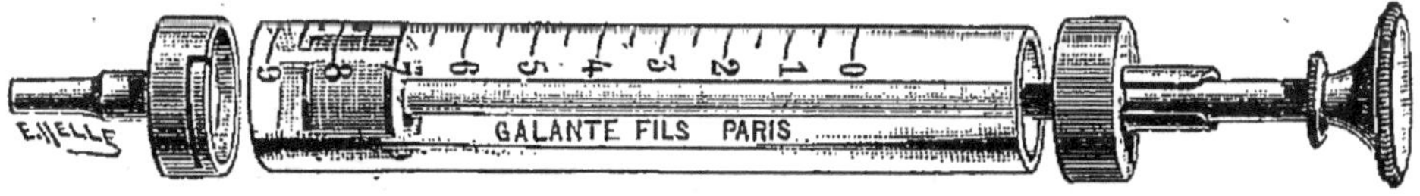

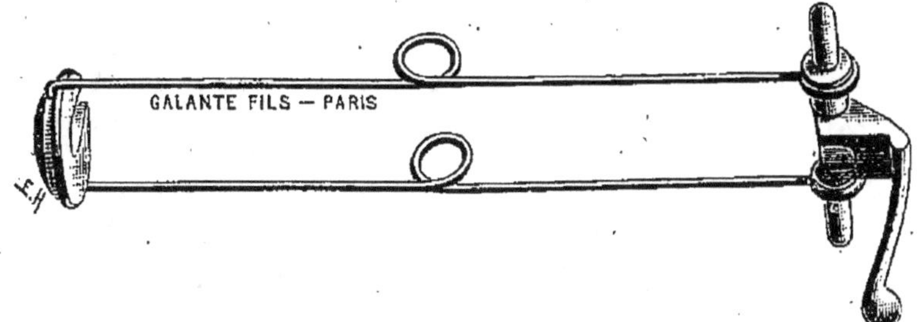

FIG. 52. — Seringue de Debove démontée.

une facilité extrême, permettent un nettoyage fréquent, complet et parfaitement aseptique.

Les trois sortes de seringues précédentes supportent très bien, d'ailleurs, la chaleur de l'étuve sèche ou humide. Quant à leur piston, il est oint avec de l'huile phéniquée au 1/15, fréquemment renouvelée, ou mieux avec la pommade de Guyon: eau, glycérine, savon au sublimé à 1/5000, mélangés par parties égales.

La seringue étant connue et choisie, l'opérateur se rappellera toujours, au moment de s'en servir, que ses injections ne doivent jamais distendre la vessie, qu'elles sont plus nuisibles qu'utiles quand cet organe est douloureux, et qu'une vessie congestionnée et distendue est fatalement vouée à la cystite.

Pour éviter ces dangers, le piston sera très glissant et l'embout ainsi que la sonde auront une largeur suffisante, celle-ci n'étant pas inférieure au n° 16. La force à déployer sera, en effet, en raison inverse de la facilité d'écoulement du liquide, et la finessse des sensations en raison directe de cette facilité.

Les malades, obligés à faire eux-mêmes leurs injections, remplaceront les seringues par la poire en caoutchouc ou l'irrigateur qu'ils ne laisseront pas entièrement ouvert.

Ceux-ci, dans tous les cas, devront être placés, pour recevoir leurs injections, dans la position horizontale, le siège relevé si la prostate est grosse. La verticale, sans être un empêchement absolu, est moins favorable, ne serait-ce qu'à cause du poids des viscères qui s'oppose à l'entrée du liquide dans la vessie ou en précipite la sortie, de telle manière que, si elle renferme des mucosités ou même des petits graviers, leur expulsion en masse risque d'obturer la sonde.

L'inertie vésicale poussée à l'extrême rendra quelque avantage à la position verticale qui, justement, facilitera la sortie de l'injection. Il en sera de même chez les obèses dont l'épaisseur de la paroi abdominale annihile les pressions exercées sur l'hypogastre pour expulser le contenu de la vessie.

Le liquide injecté doit être poussé par petits coups secs, c'est-à-dire entrer en petite quantité à la fois, mais avec force. En petite quantité, il ne distend pas la vessie ; avec force, il agite et dissocie son contenu. Pour obtenir ce résultat, il suffit, le piston étant vivement poussé, de retirer aussitôt la canule. La même manœuvre est recommencée avant que tout le liquide injecté soit ressorti et jusqu'à ce que l'injection revienne limpide. Pour cela, le contenu de deux ou trois seringues est, en général, nécessaire. Un nettoyage parfait de la vessie exige des injections, autant que possible, répétées chaque jour, et, quand la tolérance de l'organe le permet, plusieurs fois par jour.

L'injection par saccades étant quelquefois impuissante à expulser les caillots accumulés dans la vessie par une hématurie, il faut les aspirer avec une grosse seringue à large embout et ne pas faire suivre cette aspiration de lavages qui risqueraient de renouveler l'hématurie. L'aspirateur de la lithotritie pourrait, au besoin, être employé dans le même but, si les caillots déjà anciens étaient résistants.

Dans les cystites, la décomposition de l'urine ne se produisant que si les parois vésicales sont malades, les injections auront pour but bien plus de les modifier que de changer la réaction de leur contenu. Pour y arriver, on se servira de sulfate de zinc, sulfate de cuivre 5 pour 1000 ; borate de soude, acide borique 40 pour 1000 ; nitrate d'argent de 1 pour 300 à 1 pour 1000 ou 2000.

Aucun agent ne vaut ce dernier, quand la muqueuse ulcérée et fongueuse cultive la torulacée de Pasteur et Van Tieghem, le bacille de Miquel ou la bactérie de Bouchard.

Ayant d'abord lavé et débarrassé la vessie à l'eau tiède, on y injecte la solution nitratée qu'on laisse ressortir deux ou trois minutes après, en lavant de nouveau à l'eau tiède, s'il y a douleur produite par le nitrate d'argent.

Les injections au nitrate doivent être poussées avec beaucoup de lenteur, contrairement à celles qui ont pour but de déterger la vessie.

Ces dernières, composées en général d'eau tiède saturée d'acide borique, sont tout à fait inoffensives et, pourvu qu'on ne force pas les parois, sont très efficaces et très bien supportées.

Dans toute injection, excepté quand on fait usage d'une solution un peu concentrée de nitrate d'argent, on doit maintenir la seringue sur la sonde et continuer à en pousser le piston pendant qu'on retire cette dernière. En agissant ainsi, on lave et on distend le canal, ce qui l'aseptise et facilite la sortie du cathéter.

Le traitement de la blennorrhagie aiguë ou chronique, c'est-à-dire constituée par un véritable écoulement, une goutte plus ou moins fréquente, un simple suintement ou des fils contenant des gonocoques, ne doit plus être fait qu'au moyen des grands lavages, popularisés, à juste titre, par Janet.

Pour les pratiquer, plusieurs procédés peuvent être mis en usage, différant selon que l'urèthre est malade dans sa partie antérieure seulement ou dans sa totalité. Quand l'urèthre antérieur est seul malade, un récipient muni d'un tube en caoutchouc terminé par une canule en verre et élevé à 75 centimètres au-dessus du plan horizontal du corps, constitue un appareil parfait. Le tube de caoutchouc est interrompu, à 30 centimètres environ de la canule, par un robinet en corne qui permet de régler l'écoulement du liquide. Quant à la canule, son extrémité uréthrale doit être percée d'une ouverture de 3 millimètres et former un cône tel qu'elle ne puisse pénétrer que très peu dans le méat, tout en l'obturant complètement. Quand le méat est étroit, il faut, au contraire, à moins qu'on le débride, se servir d'une canule effilée qui puisse pénétrer d'un demi-centimètre environ dans l'urèthre.

Le malade ayant uriné, on ouvre légèrement le

robinet et on laisse tomber le liquide sur le gland et le méat. Ces organes ayant été suffisamment nettoyés, on entr'ouvre le méat et on injecte entre ses lèvres. Alors seulement, on place le bec de la canule dans le méat sur lequel on l'appuie, et on ouvre entièrement le robinet. Aussitôt l'urèthre antérieur rempli et distendu, on laisse sortir son contenu, répétant les mêmes manœuvres jusqu'à épuisement du liquide. De temps à autre, on presse sur le périnée pour expulser le liquide contenu dans l'urèthre périnéal. Enfin, dans les infections récentes, Janet conseille, de peur d'entraîner les agents infectieux dans la profondeur, de ne faire que des lavages progressifs en comprimant l'urèthre d'abord au niveau de l'angle péno-scrotal, ensuite derrière les bourses.

Quand l'urèthre est malade dans toute sa longueur, fait presque constant dans les blennorrhagies tant soit peu anciennes et qu'avec Aubert, Eraud de Lyon, Audry de Toulouse, je crois assez fréquent, même quelques jours seulement après le début de la blennorrhagie, l'appareil instrumental précédent est encore le meilleur. Seulement, pour que le liquide pénètre dans l'urèthre postérieur, il faut élever le récipient à 1 mètre, 1^{m},50 et même 2 mètres au-dessus de la vessie. Aussi est-il utile, pour obtenir ces variations de hauteur, que le récipient soit suspendu à une corde glissant sur une poulie.

Dans ces lavages de l'urèthre profond, le liquide injecté s'accumule dans la vessie, ce qui peut n'être pas sans inconvénient. Pourvu, en effet, que l'inflammation du fond de l'urèthre soit vive et qu'elle ait gagné l'orifice uréthro-vésical, les lavages provoquent de la douleur et des envies fréquentes et très pénibles d'uriner. Aussi faut-il agir avec prudence et n'employer que de faibles solutions.

Comme pour les lavages de la partie antérieure de l'urèthre, le malade commence par pisser; puis, son gland et son méat étant irrigués, on lave l'urèthre antérieur en modérant le jet. Enfin, la canule étant maintenue appliquée sur le méat, on ouvre entièrement le robinet en recommandant au malade de respirer largement ou mieux d'exécuter des contractions périnéales, semblables à celles qui terminent la miction et dites coup de piston, ou analogues à celles de l'éjaculation. Il est très rare que, dans ces conditions, le liquide ne pénètre pas dans la vessie dès la première séance. Si on a échoué une première fois, on réussit, dans tous les cas, à la seconde ou à la troisième.

Faute de laveur, de tube ou de canule, les grands lavages peuvent être faits dans l'urèthre postérieur avec une seringue et une sonde en gomme élastique. Celle-ci étant introduite dans la vessie, on la retire jusqu'à ce que le contenu vésical, cessant de couler, indique la rentrée de son bec dans l'urèthre. Celui-ci étant amené alors au contact du collet du bulbe, on adapte la seringue au pavillon de la sonde et on pousse doucement l'injection jusqu'à ce que le malade accuse le besoin d'uriner. Faisant à ce moment rentrer le bec dans la cavité vésicale, on la vide, et on recommence la même manœuvre deux ou trois fois. En finissant, on abandonne dans la vessie une quantité de liquide suffisante à donner le besoin d'uriner et, sans enlever la seringue de la sonde, on retire cette dernière en même temps qu'on irrigue l'urèthre d'un bout à l'autre. Le malade pisse alors le contenu de sa vessie qui lave les glandes, d'arrière en avant, comme l'injection les avait nettoyées d'avant en arrière.

Le malade sur lequel on pratique les grands lavages doit être couché. Mais alors, il est opéré, et c'est le meilleur système, par le médecin ou une personne exercée. Or, tous les blennorrhagiques, étant loin de pouvoir se procurer des soins aussi dispendieux, devront se laver eux-mêmes. Pour cela, ils s'assoieront sur le bord d'une chaise ou d'un fauteuil recouvert de toile vulcanisée, avec une cuvette, par terre, devant eux ou mieux sur un bidet, s'ils en possèdent. Ayant pissé et appliqué le bec de la canule entre les lèvres du méat, ils ouvriront le robinet du laveur et agiront absolument comme nous l'avons dit tout à l'heure.

Que les grands lavages, allant dans la vessie, soient faits par le médecin ou le malade, au laveur ou à la sonde, il est nécessaire que ce dernier comprime de temps à autre le méat pendant qu'il urine, de façon que l'injection gonfle l'urèthre, imprègne ses différentes parties et pénètre ses glandes.

La quantité de liquide injecté, qui doit avoir une

température de 40 degrés au moins, varie de 250 à 500 grammes et un litre.

Sa composition diffère : c'est une solution de permanganate ou de sublimé. Mais ce dernier sel est sujet à caution, car il provoque quelquefois des douleurs si intenses, même en solutions faibles, qu'il faut, selon moi, ne l'appliquer à l'urèthre de l'homme qu'à doses extrêmement minimes, 1 pour 20,000 ; au plus, 1 pour 10,000. S'il est microbicide énergique, son action contre le gonocoque est, d'ailleurs, bien inférieure à celle du permanganate.

Quant au permanganate lui-même, les doses en sont différentes suivant qu'on veut faire avorter une blennorrhagie commençante ou guérir une uréthrite aiguë en cours ou chronique.

Pour faire avorter la blennorrhagie, Janet s'y prend de la manière suivante. Le malade ayant uriné et s'étant étendu, il lui fait passer dans l'urèthre un litre d'une solution de permanganate à 1/2000 qui ne doit pas pénétrer jusqu'au bulbe. Pour cela, il lave d'abord le méat en comprimant l'urèthre au niveau de l'angle péno-scrotal, puis l'urèthre péno-scrotal en comprimant le périnée en arrière des bourses.

Ce lavage terminé, le méat est recouvert d'ouate hydrophile trempée dans la solution précédente.

Cinq heures après, le malade ayant encore uriné, second lavage avec un demi-litre d'une solution au 1/1500 qu'on envoie jusqu'au bulbe.

Cinq heures s'étant encore écoulées, troisième

lavage d'un demi-litre, avec une solution à 1/1.000, le malade ayant uriné avant, comme pour les lavages précédents.

Au bout de douze heures, quatrième lavage avec un demi-litre d'une solution à 1/2000. Douze heures encore après, cinquième lavage identique au précédent et qu'on renouvelle toutes les douze heures pendant quatre jours. Quelquefois même il est utile de faire encore un lavage par jour pendant deux jours.

Ce traitement assez douloureux, surtout au début, produit un boursouflement de l'urèthre avec exhalation séreuse abondante, quelquefois un peu sanguinolente, qui serait la condition de la disparition des gonocoques et, par conséquent, de la guérison.

Janet a fait avorter de cette façon d'assez nombreuses blennorrhagies, et j'en ai moi-même guéri plusieurs en quelques jours.

Contre l'uréthrite aiguë il emploie encore les solutions au permanganate de potasse dont il varie la concentration en raison inverse de l'acuité inflammatoire, commençant par une solution à 1/4000, pour doubler rapidement la dose et faisant ordinairement un lavage par jour, mais quelquefois deux lavages par vingt-quatre heures, s'ils semblent nécessaires à l'entretien de la sécrétion séreuse et s'ils n'irritent pas l'urèthre.

Le traitement de la blennorrhagie chronique et latente est le même que le précédent, à part que les doses de permanganate peuvent être plus fortes et s'élever à 1/1000.

Pour reconnaître l'effet du traitement, il faut l'interrompre tous les six ou sept jours et examiner si l'écoulement renferme encore des gonocoques, auquel cas on recommence une période de même durée.

Quand, depuis quatre ou cinq jours, on n'en aperçoit aucun, le malade peut être considéré comme guéri. Pour plus de sécurité, cependant, il est bon de lui injecter dans l'urèthre quelques gouttes d'une solution de nitrate d'argent au 1/1000 ou de le soumettre à l'épreuve de la bière qui consiste à boire cette boisson pendant un jour. Le nitrate d'argent et la bière possédant la propriéte de faire repulluler les gonocoques, quand il en existe encore, sont un indice précieux de la cessation où de la continuation des lavages.

Le traitement par les grands lavages est inapplicable aux blennorrhagies suraiguës dans lesquelles les parties sont congestionnées et turgides. Ce serait un acte téméraire que d'irriguer un urèthre déjà infiltré et œdémateux avec un liquide dont les propriétés ont justement pour but de provoquer la sécrétion séreuse. Dans ces cas, il faut faire précéder les lavages d'un traitement antiphlogistique, composé de bains et de tisanes émollientes, et les commencer seulement quand l'inflammation sera calmée.

Tous les malades ne pouvant se soumettre aux grands lavages, on les remplace par des injections faites avec la seringue ordinaire. Seulement, la solution permanganique doit être alors plus concentrée, à 1/1000, dont on fait trois injections par jour.

Les gonocoques disparus, ces grands lavages laissent souvent subsister un écoulement muco-purulent qui n'est pas sans tourmenter le malade à l'égal des précédents. On emploiera, pour le tarir, les grands lavages au nitrate d'argent très étendus, 1/2000, et quand l'urine ne contiendra plus que quelques filaments, les instillations argentiques à 1, 2, 4 et 5 o/o, voire même à 1/10 et plus, contre les uréthrites profondes invétérées, faites à quarante-huit heures d'intervalle.

Quand il n'existera plus qu'un suintement insignifiant, on le tarira par des injections au sulfate de zinc ou au tannin, 1 pour 200, en combinant ces deux substances o gr. 50 de chacune pour 200, auxquelles on associera, si le mal dure depuis longtemps, des balsamiques : copahu, santal, térébenthine.

Dans certains cas tenaces, c'est à de très petites doses de ces derniers et surtout à l'hygiène, le séjour à la campagne principalement, qu'il faudra s'en tenir.

Celui qui a longtemps porté des gonocoques est exposé à infecter son urèthre en prenant dans le vagin un ou plusieurs des nombreux microbes qui y pullulent. Pour s'en défendre ou s'en débarrasser, le meilleur moyen est de se laver le gland, le méat et la fosse naviculaire, dans laquelle on en laisse tomber, avec une solution de sublimé extrémement légère, au 1/20000.

Les lignes que j'écrivais tout à l'heure : « La blennorrhagie aiguë ou chronique ne doit plus être traitée que par les grands lavages », expriment nettement mon jugement sur cette excellente méthode, applicable aussi bien à la femme qu'à l'homme, au vagin qu'à l'urèthre. Les grands lavages au permanganate de potasse, bien maniés, guérissent absolument et sans récidives. Mais, pour en obtenir un résultat certain, ils doivent être faits réguliers et quotidiens, jusqu'à disparition complète du mal. D'autre part, il est incontestable que, pour être pratiqués convenablement, ces grands lavages ont besoin de la main du médecin. Or, une foule de travailleurs et de gens peu fortunés n'ont ni le temps, ni l'argent nécessaires à un pareil traitement. Aussi le dédain affiché actuellement pour l'ancienne méthode qui permettait de se traiter en secret, même en voyage, me semble-t-il tout à fait inadmissible. Le copahu, vieux roi des balsamiques, le cubèbe et le santal, restent alors une précieuse ressource, les remèdes nouveaux ne leur ayant rien enlevé de leur efficacité. Ils ont guéri nos pères ; pourquoi n'en feraient-ils pas autant pour nous ? Donnés à propos, après l'apaisement des symptômes aigus, ils constitueront le seul remède de ceux auxquels les lavages ne sont pas possibles. Faute de grands lavages, me dira-t-on, il y a les injections de permanganate à la petite seringue. A quoi je répondrai qu'elles sont souvent insuffisantes, leur efficacité n'étant pas comparable à celle des grandes irrigations.

ENDOSCOPIE. — URÉTHROSCOPES ET CYSTOSCOPES

En Allemagne, où on fait, avec juste raison, plus grand cas des signes physiques que des troubles fonctionnels, on cherche à voir les lésions et, pour cela, on se sert couramment des endoscopes ; uréthroscopes, quand ils s'appliquent à l'urèthre ; cystoscopes, s'ils servent à la vessie, c'est-à-dire d'instruments capables, en éclairant l'urèthre et la vessie, d'en mettre les altérations sous les yeux.

Les uréthroscopes sont à lumière externe, le foyer lumineux étant placé en dehors des organes qu'il doit éclairer et du sujet lui-même. Ils se composent de deux parties : l'appareil éclairant et une sonde. Ces deux parties sont réunies dans l'endoscope de Désormeaux, le plus ancien, et dans lequel un foyer lumineux, est réfléchi sur un miroir incliné à 45 degrés et percé à son centre de telle sorte que le rayon vésical et les rayons lumineux, fournis par la lampe, soient juste dans l'axe de la sonde. Il en est de même dans les uréthroscopes de Dittel et Nitze dont le pouvoir éclairant est considérable, mais dans lesquels la présence de la lampe sur l'appareil lui-même rend moins commode le passage des instruments.

Dans les autres uréthroscopes, ayant pour type celui de Grunfeld, ces deux parties sont séparées.

La sonde est une sorte de spéculum uréthral, évasé
à son extrémité externe, en métal argenté ou en
caoutchouc durci. Gradué sur la filière Charrière,
le diamètre de ces spéculums varie du nº 18 au nº 26;

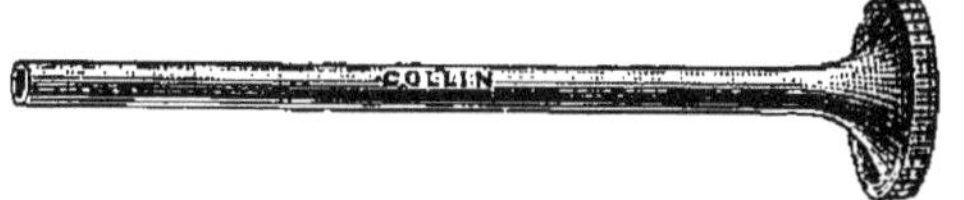

FIG. 53. — Sonde uréthroscopique.

leur longueur, de 8 à 12 centimètres, pour l'urèthre
antérieur, atteint 12 à 15 centimètres pour l'urèthre
postérieur. L'uréthroscope de la femme, plus large
et moins long, permet un meilleur éclairage. Le
foyer lumineux se compose d'un miroir concave, avec lampe électrique au foyer, qu'on fixe sur le front avec une ceinture qui entoure la tête. Pour faciliter l'introduction des tubes dans l'urèthre, on les munit d'un mandrin, terminé par un embout arrondi.

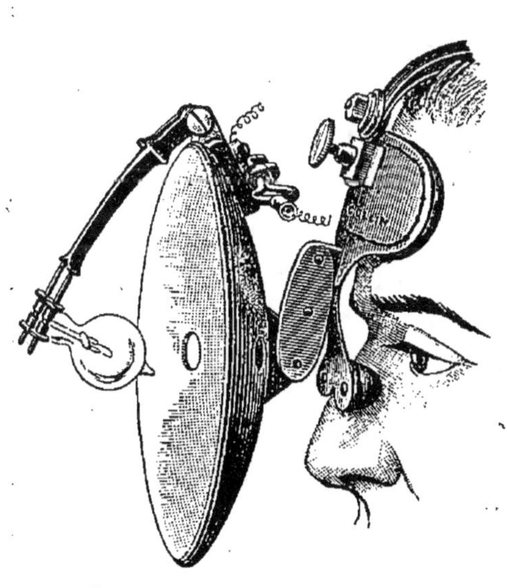

FIG. 54. — Miroir uréthroscopique.

Regardée avec l'uréthroscope précédent, à l'état
normal, la portion spongieuse présente une fente

transversale, le bulbe un orifice central, la portion membraneuse une fente verticale, le verumontanum une saillie rouge, claire inférieurement, surmontée d'un arc sombre et, pour un œil exercé, les orifices des canaux éjaculateurs.

Vue à l'uréthroscope la muqueuse du canal est rouge, plus foncée sur la paroi inférieure, dont les veines ne sont comprimées qu'en haut.

Autour des fentes et de l'orifice circulaire formés par les différentes portions de l'urèthre existe une zone brillante, arrondie, éclairée, produite par le reflet de la lumière sur la muqueuse.

Sur la muqueuse malade on aperçoit, autour des fentes et de l'orifice circulaire, un bourrelet épais et rouge sombre, sur lequel la lumière produit un reflet lumineux, irrégulier, dentelé, constitué par un segment de cercle. La muqueuse enflammée est congestionnée et saignante, érodée, desquamée. Quand le canal est rétréci, la muqueuse, blanche, lisse, luisante, ne donne plus le reflet circulaire.

Dans l'urèthre postérieur hyperhémié de ceux qui ont des pollutions, le verumontanum a perdu sa couleur claire ; plus sombre, rouge écarlate, il n'est pas augmenté de volume. Chez les onaniques il est saignant.

Quand l'inflammation a remplacé l'hyperhémie, le verumontanum, augmenté de volume, fait saillie dans le tube ; il est dévié, et les orifices des canaux éjaculateurs semblent enfoncés dans la muqueuse boursouflée.

Dans l'inflammation catarrhale, la prostate et le verumontanum sont enduits d'une sécrétion hyaline glaireuse, trouble, qui se reproduit abondamment quand on les a essuyés. Cet état se complique de blennorrhée et de spermatorrhée. Si l'affection est ancienne, la teinte jaune rouge de ces parties coïncide avec l'impuissance, ce qui explique beaucoup de cas de cette maladie.

Le verumontanum, augmenté de volume, ressemble à une amygdale hypertrophiée dont on a parfois vu sortir un bouchon caséeux.

L'endoscope est surtout utile dans l'uréthrite chronique (Janet) qu'il permet de différencier des polypes, des ragades, des granulations.

Cet instrument, qui permet de reconnaître non seulement les affections de l'urèthre, mais les points précis qu'elles occupent donne, par cela même, une précision sans égale au traitement. Grâce à lui, en effet, on peut les toucher au nitrate d'argent solide ou liquide, au sulfate de cuivre, à la teinture d'iode, à l'acide acétique, à l'acide chromique ; les cautériser au galvano-cautère, les scarifier, les cureter. Contre l'hyperhémie du verumontanum, Grunfeld, emploie la formule suivante :

Iodure de potassium	1 gr.
Iodure pur	0,20 gr.
Glycérine	20 gr.

Les cystoscopes, contrairement aux uréthroscopes, sont à lumière interne, la source lumineuse se trouvant à l'extrémité vésicale de l'instrument et éclairant directement les parties examinées.

On connaît d'assez nombreux cystoscopes dont les principaux sont ceux de Nitze, Dittel, Leiter, Fenwich, Witehead et le mégaloscope de Boisseau du Rocher.

Ceux de Nitze et de Dittel, les plus employés, diffèrent peu l'un de l'autre et se composent d'une grande sonde métallique, coudée à son extrémité,

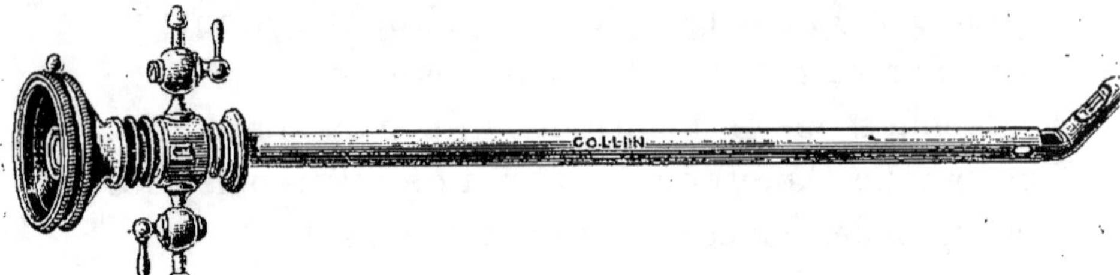

FIG. 55. — Cystoscope de Nitze.

dans le genre de celle de Mercier, longue de 29 centimètres et du calibre 23 Charrière. Une lampe électrique, enfermée dans un manchon de verre, termine l'extrémité du bec ; une fenêtre vitrée est ouverte dans l'angle obtus formé par la réunion de la partie droite avec le bec. Cette fenêtre est fermée par un verre au-dessous duquel un prisme renvoie l'image à l'observateur. Cette disposition n'est, d'ailleurs, pas absolue, car certains cystoscopes ont leur fenêtre, et le prisme, par conséquent, en arrière du coude formé par le bec et la tige ; dans d'autres, cette fenêtre est placée en avant du bec, tout près de la lampe, ces dispositions diverses permettant de voir les différentes parties de la vessie. Le pavillon de ces cystoscopes est pourvu d'un système de lentilles qui agrandit les objets. Celui de Nitze est muni de deux tubes irrigateurs permettant de laver la vessie, d'y introduire ou d'en laisser sortir les liquides, et disposé de manière à ce que leur jet arrive directement sur la fenêtre et la tienne continuellement propre. Celui de Dittel ne porte pas ces tubes et exige, par conséquent, que le liquide, contenu préalablement dans la vessie, soit clair. Mais, malgré l'irrigation continue dont il est privé et qui, dans celui de Nitze, rafraîchit la vessie, le cystoscope de Dittel peut rester une heure dans son intérieur sans la brûler.

Au cystoscope de Nitze, Brenner a ajouté, sur la paroi inférieure, un tube étroit, mais suffisant au passage d'une sonde mince, pour le cathétérisme des uretères.

Le cystoscope de Leiter ne diffère guère de celui de Nitze que par sa tige plus courte, son bec plus long, modification facilitant l'éclairage, mais rendant son introduction plus difficile.

Fenwich a allongé ce dernier instrument en y adaptant une pince dont on peut ouvrir et fermer les mors dans la vessie.

Le cystoscope de Whitehead, dont le diamètre répond au n° 40 de la filière Charrière, donne une image très étendue, mais comme il ne peut être introduit que par une boutonnière périnéale, on s'en sert seulement chez la femme.

Vient enfin le plus récent de tous les cystoscopes, celui de Boisseau du Rocher, qui, grâce aux heureuses modifications apportées par son auteur à ceux qu'il avait déjà inventés, est un excellent instrument.

Il se compose toujours d'une sonde coudée, portant une lampe électrique à la pointe du bec, mais qui, au lieu d'éclairer, comme autrefois, en avant ou en arrière seulement, projette ses rayons lumineux simultanément en avant et en arrière.

Cette sonde est, en outre, percée de deux ouvertures : l'une, en avant et sur les côtés de la concavité formée par la réunion du bec et de la tige ; l'autre, en arrière, au coude même de l'instrument.

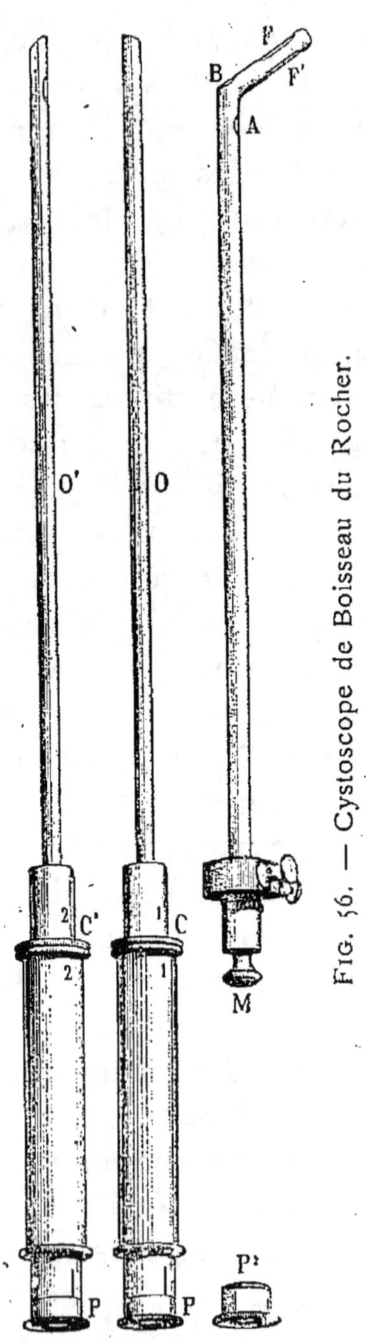

Fig. 56. — Cystoscope de Boisseau du Rocher.

On voit que, par cette sonde, et grâce aux deux fenêtres dont elle est percée, on peut largement laver la vessie.

Le système optique se compose de deux tubes, dont l'un porte, à son extrémité, un objectif avec prisme à réfraction; l'autre, sur le côté, un objectif avec prisme à réflexion totale. Ces deux objectifs, qu'on peut retirer ou réintroduire à volonté, la sonde restant en place, permettent de voir toute la vessie.

L'oculaire donne un fort grossissement, tout en étant toujours au point, ce qui dispense de l'obligation de le tirer ou de le rentrer.

Le diamètre de la sonde de cet endoscope, étant du n° 22 de la filière Charrière, et son bec réduit, la facilité qu'il donne de laver largement et de voir totalement la vessie, en font un instrument d'autant meilleur, qu'il peut être stérilisé à 120 et même 150 degrés, température qui détériorerait complètement ceux de Nitze et Dittel.

Pour voir dans la véssie avec le cystoscope, cet organe doit contenir au moins 60 grammes de liquide transparent qui, tout en laissant passer les rayons lumineux, la préserve de la chaleur. Ce liquide est renouvelé si du sang vient à le souiller, et cela jusqu'à ce qu'il soit redevenu clair. On commence alors par éteindre la lampe pour la rallumer ensuite. Dans tous les cas, cette lampe ne doit être allumée qu'après son entrée dans la vessie et son arrivée au centre de cet organe.

Avant de retirer l'instrument, il faut éteindre et laisser refroidir la lampe. Ce n'est pas d'un corps gras, mais de glycérine, à cause de sa solubilité dans l'eau, que doit être enduit le cystoscope pour son introduction. Si l'opéré a du ténesme, il faut user de patience, de douceur, savoir attendre, et au besoin injecter 5 à 10 centigrammes de chlorhydrate de cocaïne dans la vessie.

Dans les vessies petites, très hémorrhagiques, enduites d'épaisses mucosités ou contenant des tumeurs volumineuses, le cystoscope à lumière externe peut être avantageux, bien qu'il ne laisse voir qu'un champ limité au diamètre de l'orifice du bec.

Quoi qu'il en soit, regardée au cystoscope, la muqueuse vésicale saine paraît blanche et laisse facilement distinguer les saillies qui la soulèvent. Son col simule, quand on en approche la fenêtre du cystoscope, un croissant sur la nature duquel il n'est pas possible de se tromper, car il existe aussi bien à gauche qu'à droite, en haut qu'en bas. Les uretères, dont on voit les orifices et dont on perçoit les contractions rythmiques, occupent le sommet d'une petite saillie conique qu'on a quelquefois confondue avec une production pathologique. Les caillots sanguins récents, faciles à distinguer à leur couleur rouge et à leur mobilité, sont d'un diagnostic très difficile quand la vieillesse les a décolorés et attachés à la paroi. Ce n'est que par des examens et des lavages répétés qu'on peut les reconnaître.

Dans la cystite aiguë, la muqueuse est rouge, sillonnée de vaisseaux et, quelquefois, de zones hémorrhagiques ; dans la cystite chronique, elle est pâle, mais ce sont surtout les calculs, les corps étrangers, qu'on peut distinguer avec le cystoscope.

Le lobe moyen de la prostate se reconnaît à sa position et à la saillie, gris rosé, qu'il forme dans la vessie ; les varices du còl, à l'engorgement des veines, dont les plus grosses forment de véritables pinceaux hémorrhagiques ; l'hématurie rénale, à la sortie du sang par l'orifice des uretères.

TABLE DES MATIÈRES

Blessures de la prostate. — Contusions

Plaies

Fausses routes

Prostatite
Inflammation et abcès de la prostate

Prostatite chronique

Engorgement des glandules de la prostate

Hypertrophie de la prostate

Cancer de la prostate
Carcinose prostato-pelvienne diffuse

Tuberculose de la prostate

Concrétions et calculs de la prostate

Kystes de la prostate
Phlébolites
Maladies des vésicules séminales

Sperme. — Pollutions. — Spermatorrhée

Microbes. — Gónocoque

Bactérie septique de Clado
Bacterium pyogenes d'Albarran et Hallé
Bacterium coli commune

Microorganismes de l'urèthre normal

Uréthrites simples
Uréthrités sans gonocoques
Uréthrites non blennorrhagiques

Réceptivité uréthrale de l'homme
Uréthrites par infections secondaires

Microbes des cystites

Sur le bacille de Koch

Conditions du cathétérisme aseptique

Lavage de l'urèthre et de la vessie

Endoscopie, uréthroscopes et cystoscopes

Tours. — Imp. Deslis Frères, 6, rue Gambetta.